临床专科技术培训系列教材

腹腔镜外科基本技术

北京大学人民医院临床能力培训中心　组织编写

主　　审　王建六

主　　编　叶颖江

副 主 编　沈　凯

编　　委　（按姓名汉语拼音排序）

崔艳成（北京大学人民医院胃肠外科）

董阳阳（北京大学人民医院妇产科）

胡志平（北京大学人民医院肝胆外科）

姜冠潮（北京大学人民医院胸外科）

于路平（北京大学人民医院泌尿外科）

赵　勇（北京大学人民医院腔镜外科）

周足力（北京大学人民医院胸外科）

视频编委　沈　凯（北京大学人民医院胃肠外科）

北京大学医学出版社

FUQIANGJING WAIKE JIBEN JISHU

图书在版编目（CIP）数据

腹腔镜外科基本技术 / 叶颖江主编．—北京：北京大学医学出版社，2024.1

ISBN 978-7-5659-2940-3

Ⅰ．①腹…　Ⅱ．①叶…　Ⅲ．①腹腔镜检-外科手术　Ⅳ．①R656.04

中国国家版本馆CIP数据核字（2023）第124667号

腹腔镜外科基本技术

主　　编：叶颖江
出版发行：北京大学医学出版社
地　　址：（100191）北京市海淀区学院路 38 号　北京大学医学部院内
电　　话：发行部 010-82802230；图书邮购 010-82802495
网　　址：http://www.pumpress.com.cn
E-mail：booksale@bjmu.edu.cn
印　　刷：中煤（北京）印务有限公司
经　　销：新华书店
责任编辑：陶佳琦　　**责任校对**：靳新强　　**责任印制**：李　啸
开　　本：880 mm × 1230 mm　1/32　　**印张**：2.75　　**字数**：60 千字
版　　次：2024 年 1 月第 1 版　2024 年 1 月第 1 次印刷
书　　号：ISBN 978-7-5659-2940-3
定　　价：20.00 元

本书由
北京大学医学出版基金资助出版

序　言

党的二十大报告中指出，“教育、科技、人才是全面建设社会主义现代化国家的基础性、战略性支撑。”面对“健康中国2030”建设新目标、人民生命健康新需求，提升医学人才培养质量是深入实施科教兴国战略、人才强国战略，落实《“健康中国2030”规划纲要》的重要举措。临床医学具有其特殊性，是实践性很强的学科，因此，注重对实践能力的培养，始终是我国医学教育关注的焦点。医学模拟教学作为理论教学与实践教学的桥梁，目前是现代临床医学教育过程中不可缺少的一个环节。近年来，医学模拟教学得到了快速发展，作为一种重要的教育教学方法逐渐融入各类医学人才培养的课程体系中，取得了很好的效果，为提升人才培养质量、提高医疗水平和保障医疗安全发挥了重要作用。

作为中国人自己筹建和管理的第一家综合性西医医院，已有百年历史的北京大学人民医院，秉承北大医学的“厚道”精神，牢记医学教育的初心和使命，以引领中国医学教育改革、发展创新、服务国家战略发展为己任，努力为国家培养了大批高质量的医学人才。在医学模拟教育方面，北京大学人民医院也开展了大量的工作：开创了中国大学生医学技术技能大赛的先河；在国内率先通过国际医学模拟协会的全部认证；团结国内同道，共同制定了我国《医学模拟中心建设标准专家共识

(2017)》《住院医师规范化培训基地临床技能培训中心工作指南（2023 年版）》；牵头开展了多中心的医学模拟教育研究等。其中一项工作亮点和重点是专科技能模拟培训。

专科技能模拟培训是连接理论授课和床旁教学的桥梁，开展相关项目将是未来医学模拟教育领域的一项重要工作。近年来，为更好地服务于临床教学，满足广大学生和学员的需求，我们着重于丰富完善课程内容，开发了多门具有专业特点的专科模拟教学课程。截至目前，我院临床技能培训中心已开发了各类专科技术培训课程共计 12 门，这一系列课程的开展为学生 / 学员的理论和操作水平的全面提高提供了丰富的实操训练机会。其中最受学生 / 学员欢迎的有“妇科宫腔镜基本技术培训”“腹腔镜外科基本技术培训”“整形美容缝合基本技术培训”“机械通气基本技术培训”。我们组织授课专家总结了近几年对专科模拟培训课程设计和实施的管理经验，在北京大学医学出版基金的大力支持下，申请了“临床专科技术培训系列教材”出版基金，将这 4 门专科培训课程讲义整理打磨为规范的临床技能课系列丛书。为确保丛书内容及质量满足要求，编写专家参阅了国内外相关专著，根据实际运行的专科技能课程，集体制订提纲，由各位任课专家负责初稿编写、交叉互审修改，各小组讨论再修改，由主审和主编全面整理完成。丛书的主要特点是：以住院医师与专科医师模拟培训需求为导向，内容包括各专科操作基础知识、操作性技能培训难点和要点等，注重规范性与实用性结合，理论与实践结合，结合实际临床案例总结了实际临床操作中和培训中容易出现的问题。本临床专科技术培训系统教材可作为教师开展模拟培训和住院医师及专科医师自学的参考书。今后我们还会出版其他专科技术培训课程分册，以完善本系列丛书。

我们力求为广大读者提供一套优秀、全面、实用的参考书。在本系列教材编写过程中，全体编写人员付出了辛勤努力，但书中一定存在缺点与不足，恳请广大师生对在使用中发现的问题给予指正，以便我们不断完善此系列丛书。

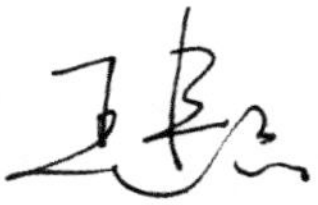

前　言

腹腔镜手术是现代外科学领域的一场深刻变革，推动了外科手术的快速发展。自 1987 年法国医生 Phillips Mouret 成功实施首例腹腔镜胆囊切除术以来，腹腔镜手术在实践中不断更新和进步，目前已展现出了巨大的优越性。

从 1991 年我国独立开展第一台腹腔镜胆囊切除术开始，30 余年来，腹腔镜设备和器械不断完善和改进，腹腔镜操作技术不断提高，腹腔镜手术已经成为胃肠外科、肝胆胰外科、泌尿外科、妇科、胸外科的主要手术方式。

腹腔镜操作在设备、器械、手术技术方面，与开放手术操作完全不同，不仅需要掌握切开、分离、止血、结扎这些基本技术，腹腔镜手术还需要医师掌握镜下的空间感、方向感，具备双手配合及手眼协调运动的能力。传统的外科手术培训中，助手和主刀医师之间的操作相互重叠，有利于基本功的学习和提高，而在腹腔镜手术中，助手主要起暴露术野的作用，腹腔镜下组织分离、止血、缝合、打结主要由主刀医师完成。腹腔镜学习曲线较长，而腹腔镜培训对于年轻医师的成长和患者安全具有重要意义。

目前，我国尚未建立完善的腹腔镜外科医师培训、考核制度，尚无腹腔镜外科医师的准入、培训、考核和认证制度。与传统手术一样，腹腔镜医师无需培训及考核，仅通过传统的“传、帮、带”培训就开始开展腹腔镜手术，这无疑会增加手术风险。

为推动我国腹腔镜外科的发展，北京大学人民医院临床能力培训中心借鉴国外规范的腹腔镜培训模式，建立了腹腔镜基本技能规范培训及考核体系。本教材适用于本科生、研究生及住院医师，通过模拟训练和仿真模拟手术，分阶段培养医生的双手配合、手眼配合、纵深感及腹腔镜下双手灵活配合能力，同时在培训各阶段，建立标准化考核体系，有利于客观评价学习进度。希望本教材能够助力年轻医师的成长，让大家尽快成为一名合格的腹腔镜外科医师。

叶颖江

目　录

第一章　腹腔镜手术发展简史…… 1
一、腹腔镜手术在普通外科领域的发展简史…… 1
二、腹腔镜手术在妇产科领域的发展简史…… 3
三、腹腔镜手术在泌尿外科领域的发展简史…… 4

第二章　腹腔镜手术术前准备…… 5
一、腹腔镜设备…… 5
二、能量器械…… 21
三、手术室准备…… 25
四、患者选择及术前评估…… 31

第三章　腹腔镜手术术中注意事项…… 35
一、麻醉方式和患者体位…… 35
二、建立气腹和置入穿刺套管…… 38
三、气腹状态的生理学变化…… 40
四、腹腔镜装置撤出腹腔…… 44

第四章　腹腔镜手术术后注意事项…… 46
一、术后医疗处置…… 46
二、穿刺损伤…… 53
三、气腹/手术相关并发症…… 54

第五章　腹腔镜在各学科中的应用及在检查和治疗中的应用 ………………………………………………………… 59
一、腹腔镜在各学科中的应用 ………………………… 59
二、诊断性腹腔镜探查的注意事项 ……………………… 63
三、活检 ……………………………………………………… 64
四、止血处理 ………………………………………………… 65

第六章　腹腔镜基本技术模拟训练 …………………… 69
一、钉板移物训练 …………………………………………… 69
二、特定形状裁剪训练 ……………………………………… 69
三、内镜套扎线圈训练 ……………………………………… 70
四、腹腔镜缝合、腔外推结法训练 ………………………… 70
五、腹腔镜内缝合打结训练 ………………………………… 71

第七章　腹腔镜基本技术模拟考核与评价 …………… 72
一、基础知识考核 …………………………………………… 72
二、腹腔镜基础操作考核 …………………………………… 72

第一章

腹腔镜手术发展简史

一、腹腔镜手术在普通外科领域的发展简史

法国的 Phillips Mouret 医师于 1987 年成功地完成了世界上首例腹腔镜胆囊切除术（laparoscopic cholecystectomy，LC），掀起了腹腔镜外科应用的热潮。我国自从 20 世纪 90 年代开展腹腔镜胆囊手术以来，许多原本需要进行开腹手术的病症现在都可以用腹腔镜的方法来完成。

1991 年，在 Jacobs 等报道了世界上首例腹腔镜下结肠切除术治疗结肠癌病例后，结直肠癌的外科治疗就形成了开腹与腹腔镜两类手术方式，以开腹结直肠癌根治术为参照的腹腔镜下结直肠癌根治术的研究也随之展开。

1992 年，Goh 等为 1 例经内科治疗无效的胃溃疡患者施行了全腹腔镜远端胃大部切除术（Billroth Ⅱ），这是外科医生首次尝试应用腹腔镜下胃大部切除术来治疗胃良性疾病。从此，腹腔镜胃手术进入了快速发展时期。1994 年，日本 Kitano 等报道了世界上首例腹腔镜早期胃癌根治术（Billroth Ⅰ）病例，开创了腹腔镜辅助胃癌手术的先河。次年，Watson 等完成了世界上首例全腹腔镜早期胃癌根治术（Billroth Ⅱ），更加凸显了腹腔镜手术的微创优势。1995 年，Uyama 等为一位胃食管结合部平滑肌瘤患者施行了腹腔镜近端胃大部切除术，这是有关这一术式的最早报道。1997 年，Goh 等首次为进展期胃癌患者施行了腹腔镜胃癌 D2 根治术并取得良好疗效，证实了腹腔镜下进

行进展期胃癌根治术的可行性。我国学者柯重伟等于1999年报道了2例腹腔镜胃癌根治术，术式分别为全腹腔镜下Billroth Ⅱ胃大部切除术及腹腔镜辅助近端胃次全切除术（食管残胃吻合），这是我国关于腹腔镜胃癌手术的最早报道。2002年，日本Hashizume等首次应用达芬奇机器人施行了胃癌根治手术，使腹腔镜胃癌手术进入一个更加智能化的时代。

随着科学技术的进步，腹腔镜外科也有了翻天覆地的变化，以前存在于人们幻想中的一系列场景在今天也逐步变成了现实。从1994年美国Computer Motion公司研制的第一台协助微创手术的内镜自动定位系统——伊索（AESOP），到1999年1月Intuitive Surgical公司研制的达芬奇手术机器人系统（da Vinci Robotic Surgical system）和Computer Motion公司研制的宙斯机器人手术系统（ZEUS Robotic Surgical System）获得市场认证，标志着世界上真正的手术机器人的诞生。在国外，手术机器人系统发展迅速，国内香港、北京、上海以及台湾等地的多家医院也在2005年前后分别安装了多台达芬奇手术机器人系统，并将其广泛应用于外科手术中。

3D腹腔镜系统的发展同样引人关注。1993年，德国的Wenzl等完成了第一台3D腹腔镜下妇科手术。1994年，Birkett等首次报道了运用3D腹腔镜系统进行的50台普外科手术，它们均获得了成功。但由于操作早期快门式3D腹腔镜时医师需佩戴头套式显示器且显示器的分辨率低，限制了其临床应用。2010年以后，3D腹腔镜技术由于技术改进，获得了外科医师的认可，在泌尿外科、妇科率先应用。国内也是如此，2012年，上海交通大学医学院附属瑞金医院运用3D腹腔镜技术完成了乙状结肠癌根治术、直肠癌根治术。2013年，浙江大学医学院附属邵逸夫医院运用 3D 腹腔镜技术完成了胰十二指肠切除术；复旦大学附属华山医院运用 3D 腹腔镜技术完成了减重手术；首都医科大学附属北京同仁医院运用 3D 腹腔镜技术完成了贲门失弛缓症手术；此外，山西、宁夏、青海等地也开展了有益的探索。2014 年，陈海金等报道了 3D 高清腹腔镜技术在腹腔镜胃癌根治术中的应用，结果表明，3D 腹腔镜技术可以节约手术时间且不增加患者负担。复旦大学附属中山医院从 2013 年开始试用 3D 腹腔镜开展手术，目前主要应用于胃手术和胸外科手术。与传统腹腔镜手术相比，3D 腹腔镜手术时间并无明显差异，出血量明显减少，术者佩戴偏振眼镜并无明显不适感。有理由相信，未来的几十年一定会是 3D 腹腔镜发展的黄金年代。

二、腹腔镜手术在妇产科领域的发展简史

1989 年，Reich 首次报告了腹腔镜子宫切除术，同年 Querleu 报告了腹腔镜下淋巴结切除术，从此腹腔镜开始用于治疗妇科恶性肿瘤并越来越受到关注，现已被用于早期恶性肿瘤的治疗。1991 年，Vancaillie 和 Sheussler 首先成功进行了“腹腔镜 MMK 手术”，即腹腔镜下膀胱颈悬吊术，随后腹腔镜下盆腔重建手术逐渐得到推广。1993 年，湖北张爱容施行了我国首例腹腔镜子宫切除术。1997 年，Pelosi 首先报道了腹腔镜辅助阴式子宫肌瘤剔除术（LAVM）。1998 年，广东李光仪施行了我国首例腹腔镜广泛全子宫切除及淋巴结清扫术。目前我国应用腹腔镜施行的各种妇科手术已达到国际先进水平。

三、腹腔镜手术在泌尿外科领域的发展简史

经腹腔途径的腹腔镜手术在泌尿外科开展较早，1991 年，Clayman 等成功地完成了腹腔镜肾切除术和盆腔淋巴结清扫术之后，泌尿外科的腹腔镜手术发展迅速。1992 年，Gaur 等首次应用气囊置入后腹膜间隙充气撑开间隙，形成一个人为的“后腹膜腔”，用于腹膜后腹腔镜手术并获得成功，开创了腹膜后和盆腔腹膜外腹腔镜手术方式。直到 1997 年 Nakada 等报道的首例手助腹腔镜肾切除术技术，腹腔镜技术才真正受到泌尿外科界的重视。目前腹腔镜手术可分为 3 个技术平台，包括标准腹腔镜手术（standard laparoscopic surgery，SLAS）、手助腹腔镜手术（hand assisted laparoscopic surgery，HALS）和微型腹腔镜手术。

机器人辅助腹腔镜手术最早于 2000 年应用于泌尿外科。现阶段，应用于泌尿外科手术的机器人系统主要有伊索系统（AESOP）、达芬奇系统（da Vinci）与宙斯系统（ZEUS）。AESOP 是目前应用最为广泛的机器人系统，近几年 da Vinci 系统的应用得到普及。目前，机器人辅助腹腔镜手术已经涉及泌尿外科几乎所有的手术，包括前列腺癌根治术、肾切除术、肾部分切除术、肾上腺切除术、肾盂成形术、根治性全膀胱切除术等术式。随着现代科学技术的迅猛发展，机器人辅助腹腔镜泌尿外科手术将不断改进和完善。近几年，计算机和图像处理技术的发展使远程医疗手术和图像引导外科手术成为机器人辅助外科手术发展的方向，这必将使机器人在医学领域的应用更加广泛。

第二章

腹腔镜手术术前准备

一、腹腔镜设备

（一）腹腔镜仪器

1．腹腔镜镜头

腹腔镜是由硬杆透镜系统和相连的纤维光源电缆构成。其光学系统具有望远镜、显微镜和物镜透镜的一些特性。腹腔镜的分类方法较多，根据光源线与镜身相连方式，腹腔镜可分为一体式和组合式两种；根据镜头的直径可分 10 mm 镜、5 mm 镜和 3.5 mm 镜等几种；根据镜头末端视野角度可分为 0° 镜、30° 镜和 45° 镜等（图 2-1）；根据镜头能否弯曲变向又可分为直镜和可旋转镜。目前最为常用的是 30° 镜头；每次使用前需检测镜头内有无水雾、光纤连接头的透光情况等（图 2-1）。

2．光源

光源是腔镜仪器的一个重要部分。光源性能取决于所用的灯泡质量。常用的高强度灯有金属卤素灯和氙灯。正常工作时它们可达 5600～6000 K（开氏温标）。金属卤素灯价格低廉，易更换而且安全。氙灯虽需要复杂功率和冷却系统，但光线亮度大，目前较常用。随着诸如荧光成像等技术的发展，某些光源系统也可以提供如近红外光等可见光以外波段的光线。新型的 LED（发光二极管，light emitting diodes）光源系统发光效率高，使用寿命长，产热很少，无需风扇冷却系统，因而体积小（图 2-2）。

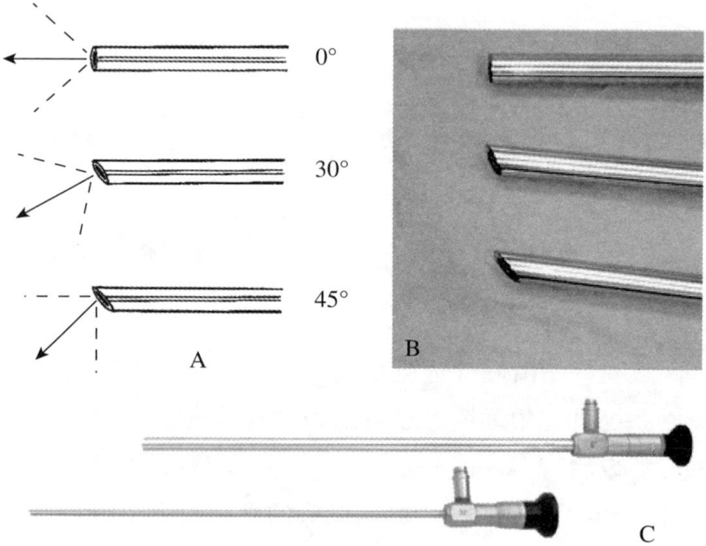

图 2-1　腹腔镜镜头

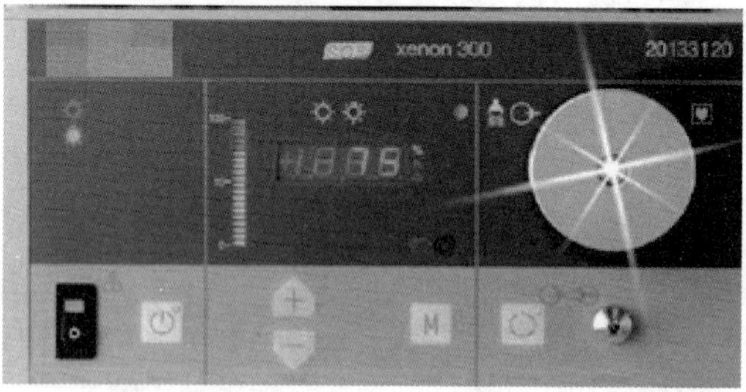

图 2-2　光源

3．纤维光缆

纤维光缆是光源的另一重要部分，它连接光源和镜头，是冷光线的传送线，使用时要注意保护。光缆的光纤折断时，光缆末端就会出现相应的黑点，若 20% 以上的纤维被折断，就无法继续使用（图 2-3）。

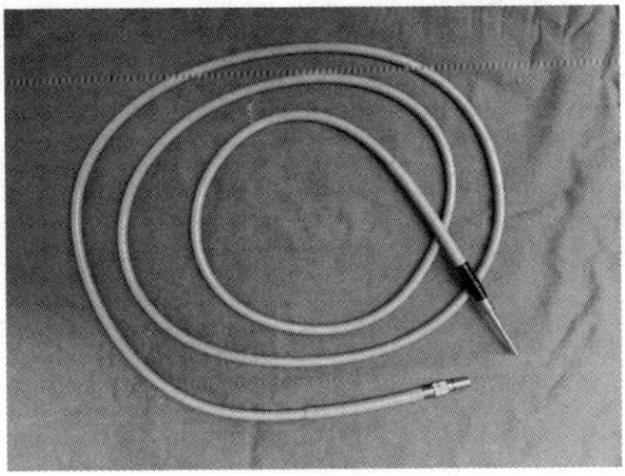

图 2-3　纤维光缆

4．摄像机

现代腔镜系统的最突出标志是内镜摄像机的引入，它显著增加了腔镜医师的“视力”和“视域”，扩大了腔镜的应用范围。目前常用的内镜摄像机包括图像处理器和偶联器两部分。为便于操作，有厂家把两者融合在一起，制成一体式腔镜。为便于使用携带，有的厂家将光源、图像处理器制成一体，简化了仪器的构造，节省了成本，增加了便携性。以上述及的腔镜系统均属二维腔镜。这类腔镜的最大缺陷是：图像呈二维显示，没有深度感；这会使手术操作的精确性降低，在进行精细操作时的危险性较高；同时，由于显示器图像与开放直视的结果相差较大，初学者也不易掌握。立体 3D 腹腔镜的图像呈三维显示，术者可从显示器上清晰地看到内脏器官的立体形态，这极大地方便了手术操作，弥补了二维腹腔镜的不足（图 2-4）。

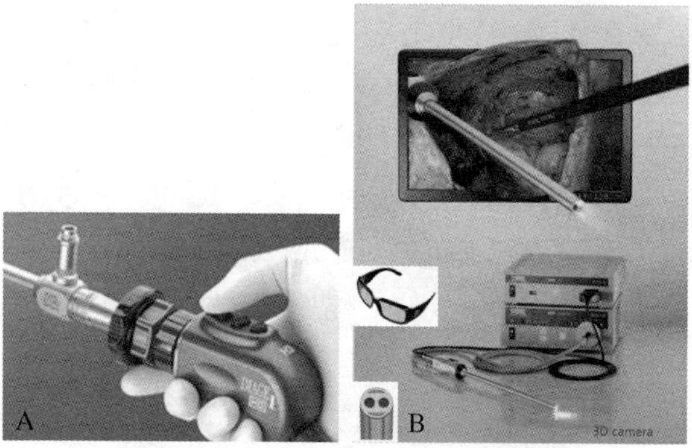

图 2-4　摄像机（A）和 3D 腹腔镜系统（B）

5．显示器和录像设备

高清晰度显示器是腹腔镜必不可少的组成部分。较大的显示器能获得更大的视野和图像。术中为方便术者和助手观察操作，有 2 个显示器更佳。通过连接计算机工作站，可保存视频图像资料，目前亦有许多腔镜电视系统可直接采集、存储和打印视频或图像资料（图 2-5）。

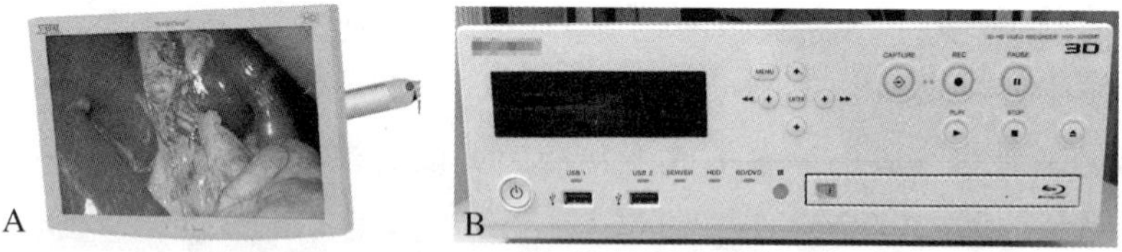

图 2-5　显示器（A）和录像设备（B）

6．气腹机及气体供应

气腹机是腹腔镜手术设备的标准部件，其作用是控制进入腹腔的气流，包括流量和压力。气腹机的控制面板可以显示预设的腹腔压力、目前的腹腔压力、气体流速和气体流量。最常用的气体是二氧化碳（CO_2）（图 2-6）。CO_2 易于获得，价格便宜，不易发生爆炸。其他气体还包括二氧化氮和氦气，由于前者会发生爆炸，后者是一种惰性气体、价格昂贵且不易排出体外，因而应用不多。

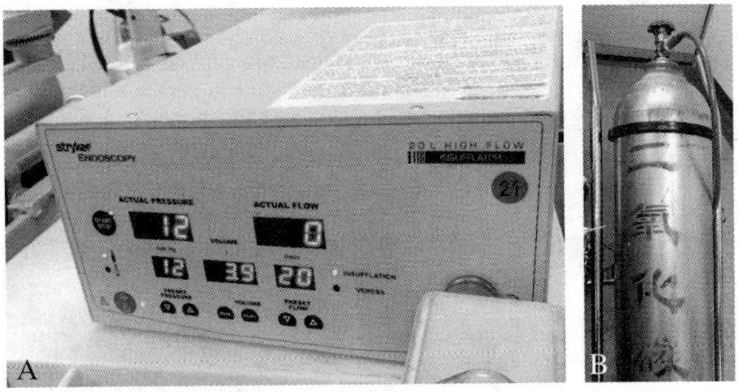

图 2-6　气腹机（A）和二氧化碳罐（B）

7．气腹管和过滤器

无菌气腹管是连接气腹机和患者的管路，连接头可以是 Luer 锁或者直接推入连接。在气腹管和气腹机之间连接有过滤器，可以防止在气腹停止后患者体液回流至气腹机内（图 2-7）。

8．除雾设备

为防止腹腔内热气在冷镜头表面形成冷凝，最好选用无菌热水加温腹腔镜镜头以获得和保持良好视野。用专用的除雾溶液或者碘伏（聚维酮碘）溶液涂抹镜头亦可达到防止镜头起雾的作用（图 2-8）。

9．吸引器

腔镜手术中需要多个吸引器，除了手术台上需要吸引器吸出术野中的血来保证视野清晰外，麻醉师也需要用吸引器清除

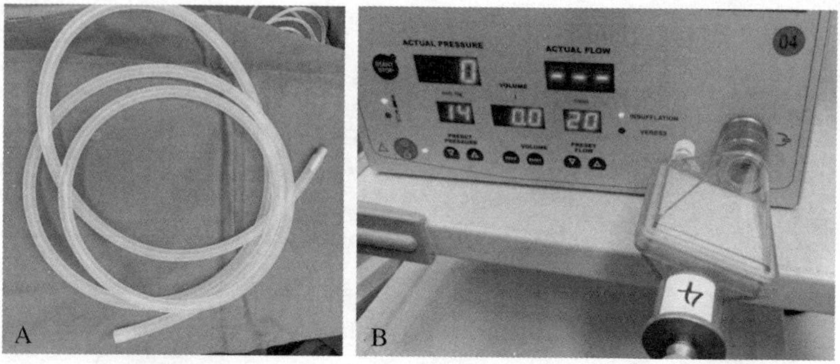

图 2-7　气腹管（A）和过滤器（B）

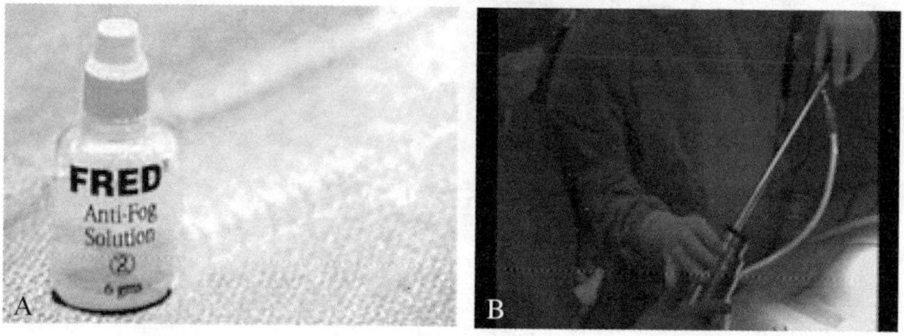

图 2-8　镜头除雾。A. 专用除雾剂；B. 术中镜头除雾

气道内的分泌物；此外，有时鼻胃管也需要用吸引器来减少胃内容物（图 2-9）。

10．电视塔

腔镜仪器通常放置于电视塔或者仪器台车上，包括显示器、摄像系统、光源、气腹机和录像设备等，以便于移动和管理维护（图 2-10）。

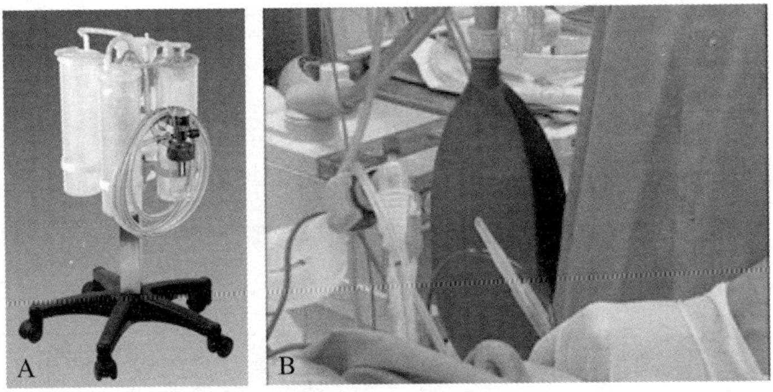

图 2-9　吸引器

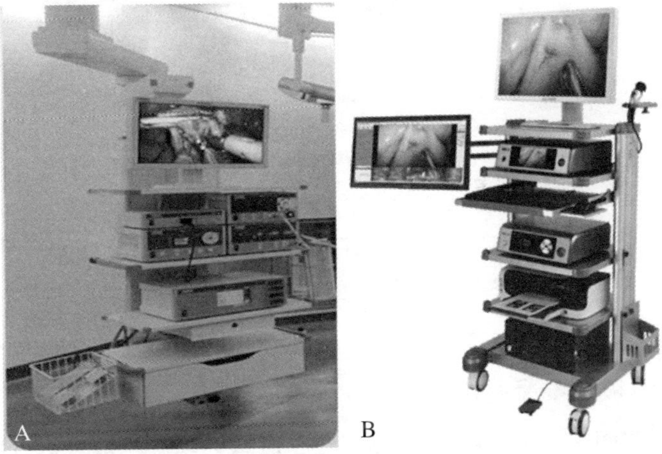

图 2-10　电视塔

（二）腹腔镜手术器械

1．穿刺器和套管

套管是腹腔镜手术中腹腔与体外的通道，用于通过腔镜或内镜器械，其作用如同常规手术中的套管，其置入常需要借助穿刺器完成切口。由于腹腔镜手术一般均需用气腹机建立气腹，因此，腹壁套管通常是密闭式的，其直径为 5～12 mm，最常用的是直径为 5.5 mm、10.5 mm 和 11.5 mm 的三种型号的套管。根据术中需要选用不同型号的套管。观察孔通常用 10.5 mm 型号的套管；若使用内镜切割缝合器，必须配备 11.5 mm 型号的套管（图 2-11）。

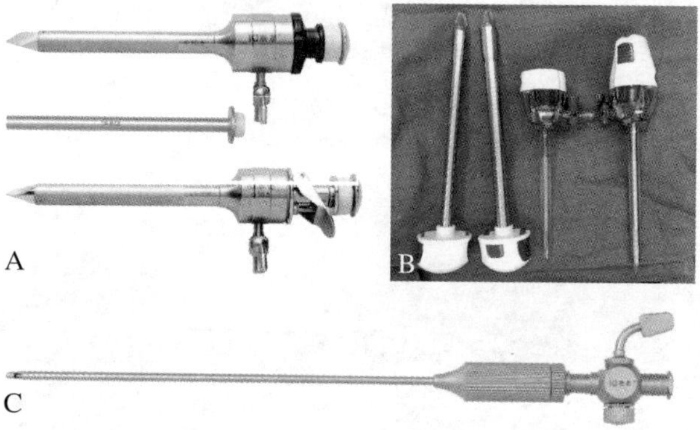

图 2-11　穿刺器和套管。A．金属穿刺器、套管及 10 mm-5 mm 转换器；B．一次性穿刺器和套管；C．气腹针

2．（单极）电凝

（单极）电凝是腔镜手术常用的分离和止血器械，可分为直型或弯曲型，其尖端可呈钩状、棒状或铲状，其杆身也可以制成中空并连接吸引器，同时兼有电凝和吸引的功能（图 2-12）。

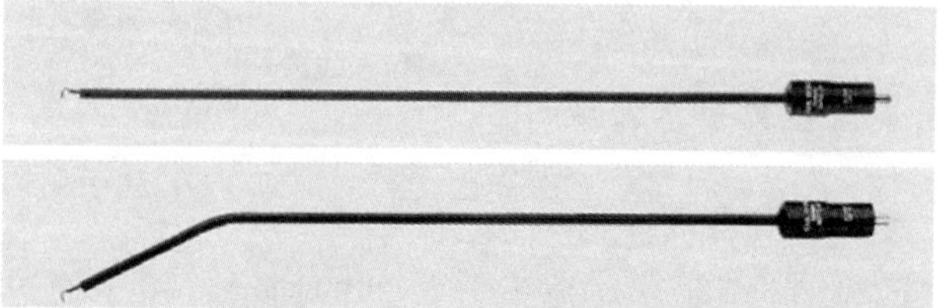

图 2-12　（单极）电凝（钩）

3．抓钳

抓钳是用作抓提、固定、牵拉和分离组织的常用内镜器械，抓钳种类较多，可分为一次性使用和重复性使用两大类，目前多使用重复性使用抓钳。抓钳的头部可 360° 旋转，多为无损伤设计，并可连接单极电凝以方便术中止血（图 2-13A）。

4．分离钳

分离钳是内镜手术的一种重要器械，用于各种类型的组织的精细分离。常用的分离钳的头部细长且弯曲，如同弯血管钳。与抓钳类似，头部可 360° 旋转，多数可以连接单极电凝用于止血操作（图 2-13B）。

5．剪刀

内镜剪刀分为一次性使用和可重复性使用剪刀两大类，与抓钳和分离钳一样，其头部可 360° 旋转。使用可重复性剪刀较经济，但长期使用时其刀刃会变钝（图 2-13C）。

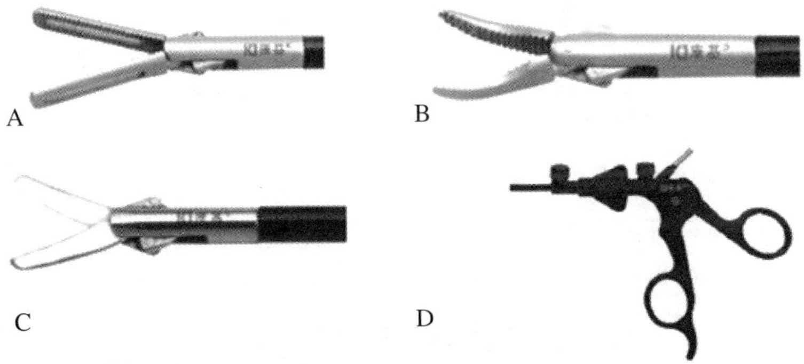

A B C D

图 2-13　内镜抓钳（A）、分离钳（B）、剪刀（C）和手柄（D）

6．施夹器

施夹器可方便、迅速、有效地闭合血管或其他管状结构，是一种十分重要的内镜止血器械。血管夹可由钛金属、塑料、可吸收材料等不同材料制成。使用带锁扣的血管夹闭合血管更为安全可靠。还有一次性连发施夹器，其内置有多个钛夹，施夹器头部不离开手术区即可连续进行钳夹，可明显提高施夹速度（图 2-14）。

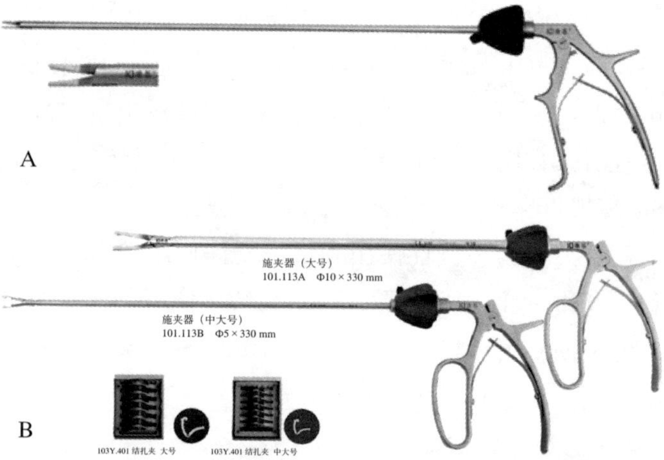

图 2-14　施夹器。A．钛夹；B．塑料夹

7．腔镜切开缝合器

腔镜切开缝合器是现代腔镜外科赖以生存的主要手术器械之一。在使用中，其能将组织切开和切缘缝合一次性完成，适用于较为粗大的血管的离断、消化道的切除和重建手术等。根据钉合组织厚度的不同，钉夹中的钉脚高度亦有不同，分别以不同颜色标识（图 2-15）。

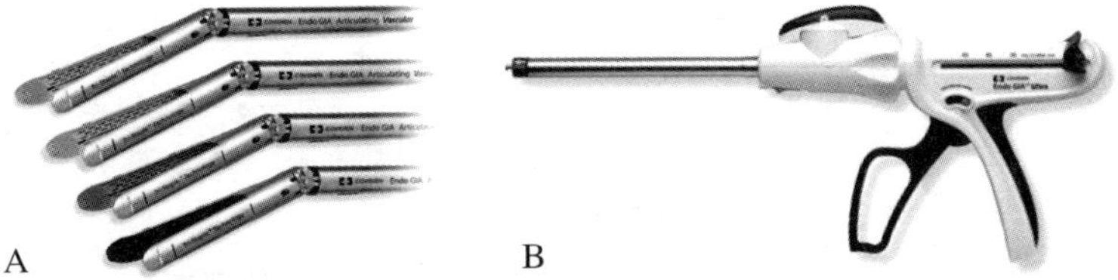

图 2-15　腔镜切开缝合器。A．钉仓；B．手柄

8．拉钩

拉钩多用于手术中牵拉肝脏和暴露手术区域。如爪形拉钩分为三片和五片拉钩两种，后者头部还可纵行弯曲 45°，使用更加方便可靠（图 2-16）。

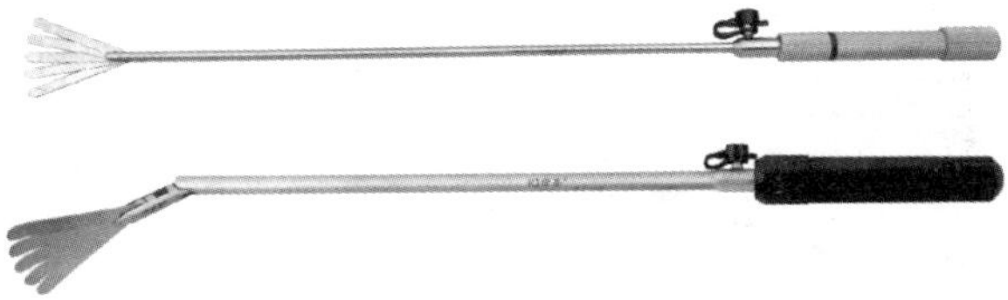

图 2-16　拉钩

9．持针器

内镜持针器是供术中缝合组织使用的。其结构与抓钳相似，但抓持力量更大。持针器根据其头部形状可分直持针器和弯持针器（图 2-17）。

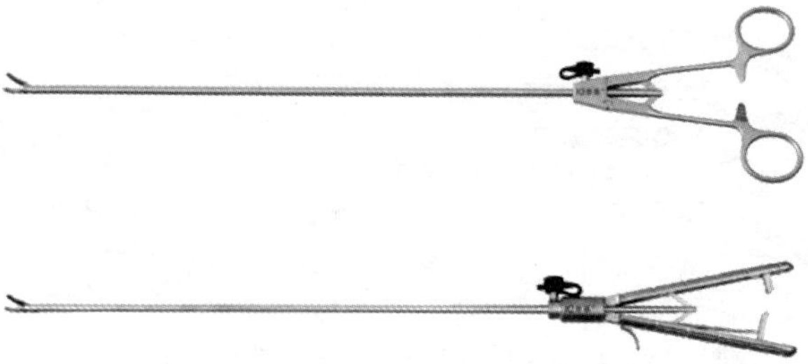

图 2-17　持针器

10．标本袋

手术切除标本并取出是腔镜手术后期要解决的问题之一。直径小的良性病变可直接经腹壁套管或通过置入用无菌手套自行制作的小标本袋取出。体积大的、污染的标本或恶性肿瘤标本则需先将其放在一次性标本袋中，然后再取出（图 2-18）。

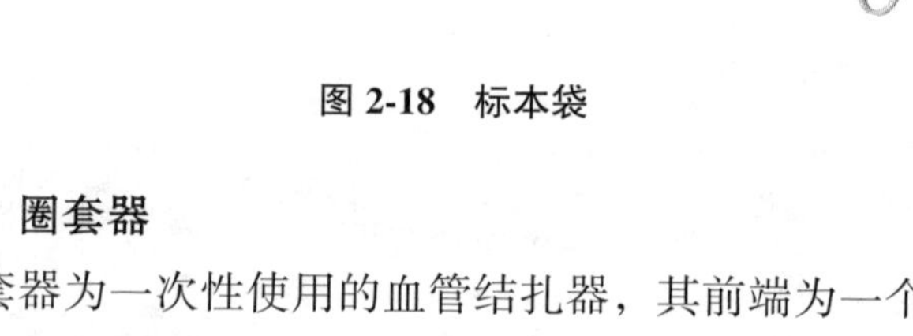

图 2-18　标本袋

11．圈套器

圈套器为一次性使用的血管结扎器，其前端为一个预制好的套环，牵拉尾端时，其中空推杆可推动套结将套环套紧，适用于较细小的血管结扎（图 2-19）。

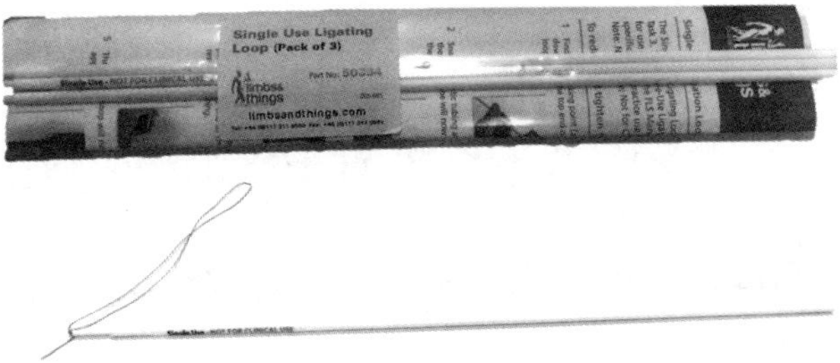

图 2-19　圈套器

12．开腹手术器械

进行腹腔镜手术除了要准备腹腔镜器械外，还应准备常规开腹手术器械，以备术中临时中转开放手术使用（图 2-20）。

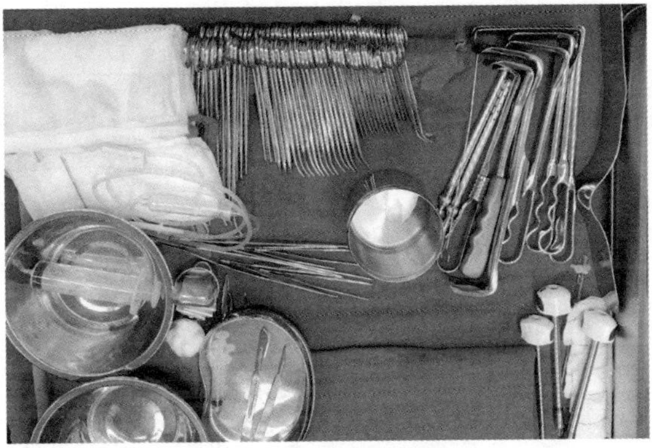

图 2-20　开腹手术器械

（三）设备检查与故障排除

1．术前检查内容

（1）检查气体供应：检查连接气腹机的 CO_2 罐中的 CO_2 气体是否充足；检查气罐开关。打开气罐并确认气罐是否充足、有无漏气；确认手术室内有无备用气罐；检查垫圈是否有破损并确认手术室内有无备用垫圈。

（2）检查设备仪器：检查光源上的灯泡使用时间，如果灯泡接近报废时间，就需要更换灯泡；检查打印机内有无充足的纸张，录像设备有无足够的存储空间；检查所有线路连接是否正确；检查辅助设备及备用设备。

2．如显示器无视频信号，检查视频信号源连线、摄像机、光源、显示器的连接；在显示器上选择正确的视频信号源。

3．如由于气腹原因导致视野或操作空间受损，根据气腹机所提示的腹腔压力和气体流速等因素分析故障可能的原因（表2-1）。

表 2-1　气腹出现故障的原因分析

腹腔压力	流速	原因
低	高	漏气
低	低	气罐空
高	低	骨骼肌松弛差 / 气腹通路阻塞
高	高	多因素 / 故障

（四）扶镜手训练

腔镜下观察的优势是可以通过镜头距离和角度的变化获得更加清晰和放大的视野。在腔镜手术中，扶镜手作为大家的“眼睛”，需要时刻“关注”术者的一举一动，以及手术的每一个细节和每一个可能出现的问题，其作用甚为关键，直接关系到手术的进程甚至成败。但在临床工作中，扶镜手常是低年资医师，对于手术的理解往往不够，因此对于扶镜手的培训甚为重要。

1．进镜前的准备工作

（1）心理准备：扶镜手在术中需要长时间保持注意力集中和手臂固定姿势，这对其脑力、眼力和体力都有较高的要求。另外，扶镜手要了解手术步骤和术者的操作习惯。

（2）保证镜头清晰：术前检查镜头和纤维光缆，确保镜头清晰，光纤光通量正常。进镜前调节好白平衡以保证色彩还原逼真。由于体腔和术间温度的差别，镜头进入腹腔后会产生水雾影响视野。目前最为简便有效的方法是在镜头进入腹腔前用热水浸泡，使其温度高于腹腔，然后用柔软的无菌纱布擦净后再通过穿刺套管进入腹腔。也可以使用专用的无菌除雾溶液或者碘伏溶液涂抹镜头来起到防雾的效果。穿刺套管进入腹腔时要慢速小心，避免镜面被穿刺套管内的液体或腹腔内脏器污染。

（3）保证镜下的空间感和方向感：扶镜手最基本的动作是将镜头摆正，即将摄像头置于水平位，并且光纤朝上，这样镜头实际上是水平向下方 30°（30° 镜头）俯视视角；同时要将观察物体放在显示器视野的中心。在此基础上，扶镜手通过调节光纤的方向来从不同的角度观察目标，以实现对目标的立体观察。

2．术中扶镜技巧

（1）适时进退：扶镜手应根据具体所见和术者操作的精细程度调整合适的观察距离和视野纵深。远距离视野开阔，有利于了解病变位置及其与周围的关系，例如，在手术开始时对腹腔内的整体探查和对腹壁切口的定位。定位切口时，术者用手指在腹壁外按压，扶镜手应调节镜头与被观察物体之间的距离以保证足够大的观察视野，即可以同时观察腹壁和下方的腹腔内脏器，以便进行准确定位并防止穿刺时损伤脏器。而对于需要精细操作的步骤，扶镜手需要马上将视野改为一种“微观”的观察，如对血管的游离或对淋巴结的暴露和清扫。要注意的是，随着镜头观察距离的变化，需要通过摄像头手柄对画面的焦距进行微调，因此镜头的进退并非越频繁越好。

（2）变换视角：在调节镜头与观察物体距离的同时，扶镜手应充分利用30°镜头的优势，适时转动镜头，更换角度以便更好地进行观察。作为扶镜手，必须学会同时对镜头的远近、焦距和角度进行调节，以在最短的时间内获得清晰稳定的图像。

（3）协同操作：腹腔镜手术是一项团队合作的手术操作，不仅需要术者具备熟练的操作技法，也需要助手的配合和扶镜手的扶镜技巧。如对周围组织粘连的重要解剖结构的暴露和游离的难度和风险都很大，需要手术团队的共同努力。当出现切口出血污染镜头或术中血管破裂出血甚至喷出的血液污染镜头而导致视野一片模糊时，扶镜手需要保持头脑冷静，在征得术者同意后以最快的速度将镜头撤出并清洗镜头，并在助手的帮助下清洗穿刺套管内的血液，然后重新将镜头置入腹腔，争取宝贵的止血时间。扶镜手切忌擅自撤出镜头，因为即使时间短暂也可能导致术者无法有效控制出血。此外，由于扶镜手具有操控镜头的主动性，有时甚至能先于术者发现术野中存在的问题并及时提醒术者，从而提高手术的安全性。

总之，扶镜手不仅需要熟知手术步骤，还需要了解术者的操作习惯，术中保持高度集中的注意力和良好的耐力；因此，扶镜手只有通过一定数量的手术训练和一段时间的团队配合，才能提高默契程度，从而更快更好地完成手术。

二、能量器械

（一）电刀

高频电刀是一种取代传统手术刀进行组织切割、分离的电外科器械。电刀的电极尖端产生的高频电流在与肌体接触时可对组织进行加热，可通过对组织的分离和凝固起到切割和止血的目的。高频电刀有两种主要的工作模式：单极模式和双极模式（图 2-21）。

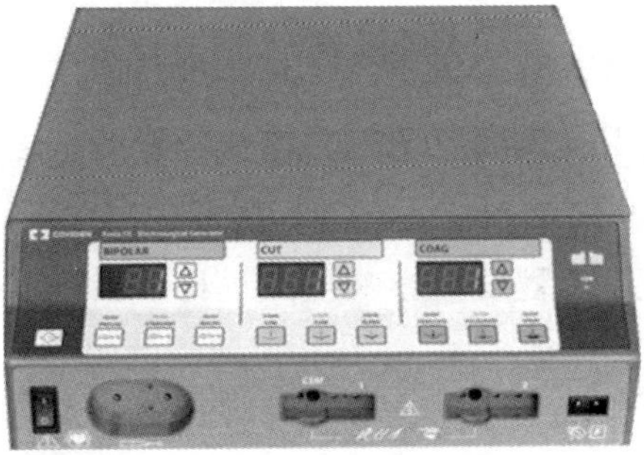

图 2-21　高频电刀主机

1．单极模式

在单极模式中，电刀用一套完整的电路来切割和凝固组织，该电路由电刀内的高频电流发生器、患者极板、连接导线和电极组成。在大多数的应用中，电流通过有效导线和电极穿过患者，再由患者极板及其导线返回到电刀的高频电流发生器。手术中单极电刀模式分为电切模式和电凝模式。电切模式主要用于切开皮肤，一般在用传统手术刀切开表皮和真皮层后，再用电凝模式切开皮下组织。电凝模式工作时在切开组织的同时，可以起到止血的作用（图 2-22）。

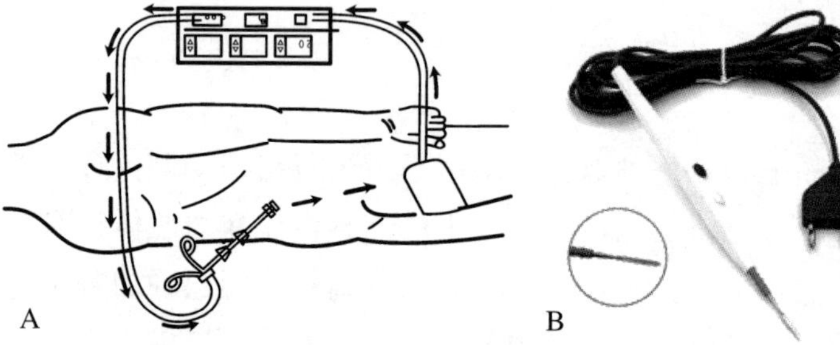

图 2-22　单极电凝工作模式（A）和单极电刀（B）

2．双极模式

双极腹腔镜电凝模式是通过双极电凝镊（图 2-23）的两个尖端向机体组织提供高频电能，使双极镊两端之间的血管脱水而凝固，达到止血的目的。它的作用范围只限于镊子两端之间，对机体组织的损伤程度和影响范围远比单极模式要小得多，适用于对小血管（直径＜ 4 mm）和输卵管的封闭。故双极电凝模式多用于神经外科、显微外科、五官科、妇产科以及手外科等较为精细的手术中。

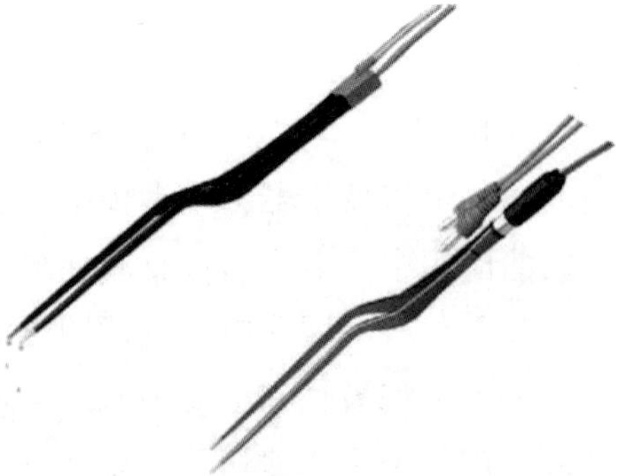

图 2-23　双极电凝镊

3．使用电外科器械的注意事项

（1）较大的负极板可以减少人体局部的电流强度和发热量。负极板不能放置于多毛发的皮肤、骨骼突出部位和皮肤瘢痕处，因为负极板与皮肤接触面积减小会增加患者局部烧伤的风险。

（2）电外科器械绝缘部分脱落可导致漏电（如腔镜器械与穿刺套管中的活瓣反复接触摩擦，导致绝缘层损伤脱落），引起人体组织的意外损伤，尤其是在镜头视野之外的损伤更加危险。

（3）注意预防电容耦合伤。电容耦合现象可以发生在工作的单极电刀和金属穿刺套管或者镜头之间。当两个相互靠近的导体中间夹一层不导电的绝缘介质时就构成了电容器。当在电容器的两个极板之间加上电压时，电容器就会储存电荷；而当电容器放电时可能会烧伤邻近的组织。超过 40% 的能量可经腹腔镜器械中的电流通过其绝缘层传递至金属穿刺套管。如果穿刺套管是全金属的，穿刺套管与腹壁接触面积足够大，电流小，则能量可以经过腹壁返回至负极板而不致引起不良后果。但如果金属穿刺套管与腹壁皮肤接触部位有塑料固定螺纹时，由于电荷无法经腹壁回流，穿刺套管碰到肠管时可能会将其灼伤。因此出于安全考虑，要使用全金属或者全塑料制成的穿刺套管（图 2-24）。

（4）如果使用中的单极电极与金属器械、穿刺套管或者镜头接触时，会导致直接电耦合损伤，因此也要注意术中避免这种接触的发生。

（5）当电流经过狭窄的组织时，局部电流增大会导致烧灼点附近温度增加而引起灼伤。例如，用电刀烧灼结扎后的阑尾

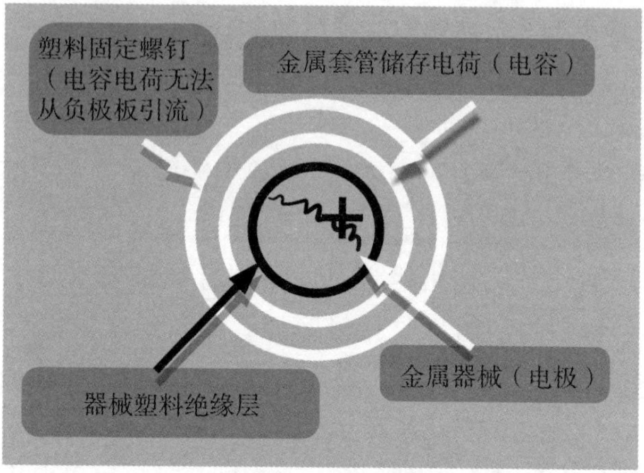

图 2-24　电容耦合

残端时，如果结扎后的阑尾残端直径减少 50%，则结扎处的温度可达到电刀烧灼点的 16 倍，这有可能引起术后阑尾残端的坏死脱落，导致粪瘘发生。

（6）使用双极电凝时，由于电流在两个电极之间通过，无需负极板，相对安全。但需要注意，使用时要降低功率，因为两个电极之间的组织量少。使用双极电凝的好处是周围组织的副损伤和坏死比单极电凝少。

（二）超声刀

1．超声刀的应用原理

超声刀通过特殊转换装置将电能转化为机械能，经超声刀头高频超声振荡，使所接触组织细胞内的水汽化，蛋白质氢键断裂，从而起到组织被凝固后切开的作用。超声刀分为快档和慢档，快档主要用于组织切割，慢档主要用于止血。超声刀是目前腹腔镜手术主要的手术器械。超声刀对周围组织的损伤小于电刀，切割作用精确。超声刀头分为工作端和非工作端，使用时非工作端的刀头靠近血管或重要脏器，可安全地在重要的脏器和大血管旁边进行分离和切割，不会损伤血管和脏器，并且少烟少焦痂，使腹腔镜手术视野更清晰、流畅。除此之外，超声刀不同于单极电刀，工作时无电流通过人体，使手术更安全，减少了并发症的发生（图 2-25）。

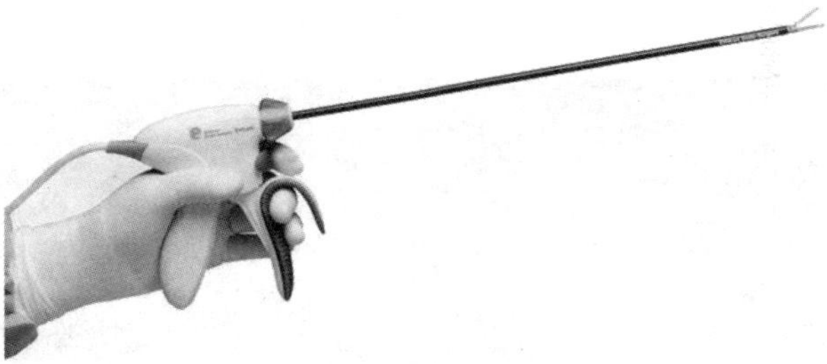

图 2-25　超声刀

2．超声刀使用的注意事项

（1）超声刀换能器与刀头连接后，需要用专用的扭力扳手将二者固定牢靠。

（2）超声刀的工作侧刀头在使用中会产热，因此在使用中要小心避免其接触周围组织结构导致热损伤，甚至损伤血管导致出血。使用时可在刀头夹持住组织后稍稍抬起，这样可将工作侧刀头置于上方，以避免损伤下方的组织。

三、手术室准备

设备、人员的安置原则是使手术操作更安全、便捷，更符合人机工程学。

（一）患者体位及术者站位

患者一般采取卧位，根据不同的手术操作部位调整具体的手术体位（平卧位、侧卧位、截石位）及术者站位；调节手术台高度至术者前臂与垂线呈 60°，与水平线有上下 30° 的活动空间；术者上臂与躯干呈 30°（图 2-26）。

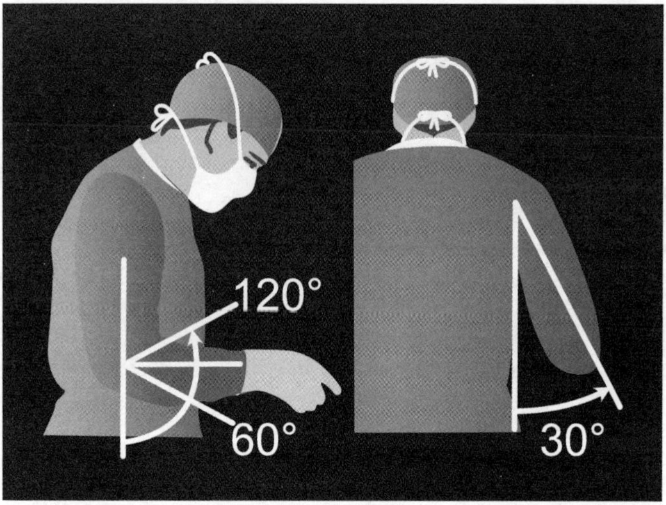

图 2-26　腹腔镜手术术者站位时手臂的活动范围

1．腹部、盆腔手术患者取平卧位，双臂靠拢于躯干两侧；术者站于患者手术部位对侧，下腹部手术偏头侧，上腹部手术偏尾侧；显示器置于术者与手术部位连线的延长线上（图 2-27、图 2-28）。

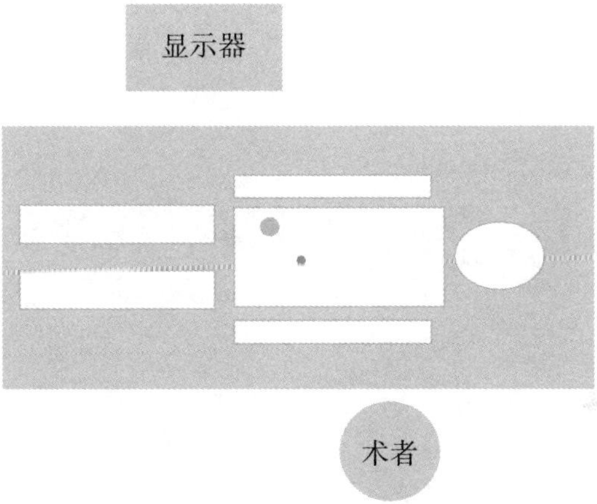

图 2-27　下腹部器官腹腔镜手术的患者体位及术者站位
（以阑尾切除术为例）

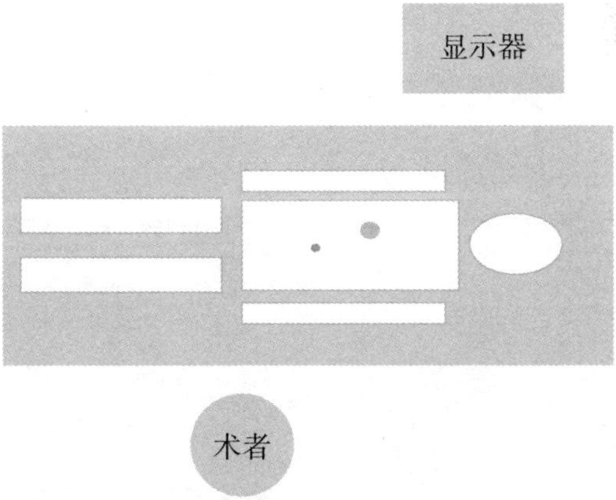

图 2-28　上腹部器官腹腔镜手术时患者体位及术者站位
（以胆囊切除术为例）

2．食管裂孔及贲门腹腔镜手术患者取平卧位，两腿分开，术者站于患者两腿之间，显示器置于手术台头侧（图 2-29）。

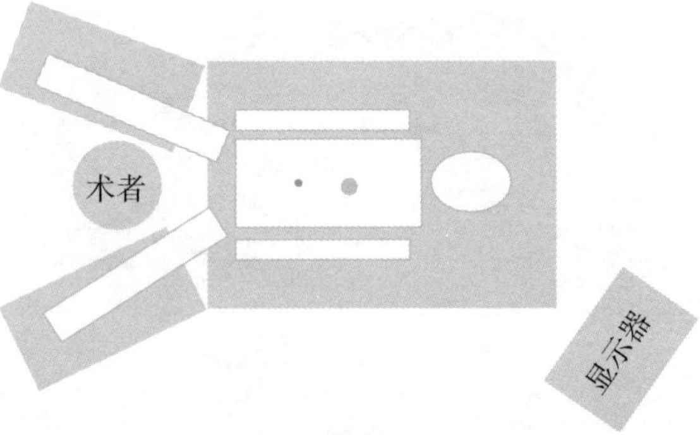

图 2-29　食管裂孔及贲门腹腔镜手术的患者体位及术者站位

3．脾、肾及其他腹膜后脏器腹腔镜手术患者取健侧卧位，术者站于患者腹侧或背侧，显示器置于术者与手术部位连线的延长线上（图 2-30、图 2-31）。

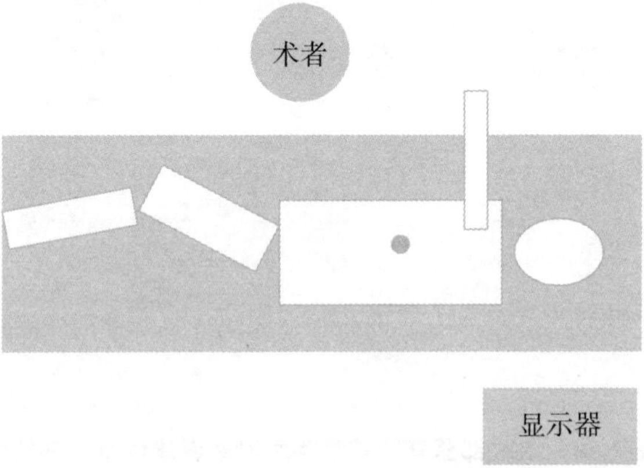

图 2-30　脾、肾及其他腹膜后脏器腹腔镜手术腹侧入路的患者体位及术者站位

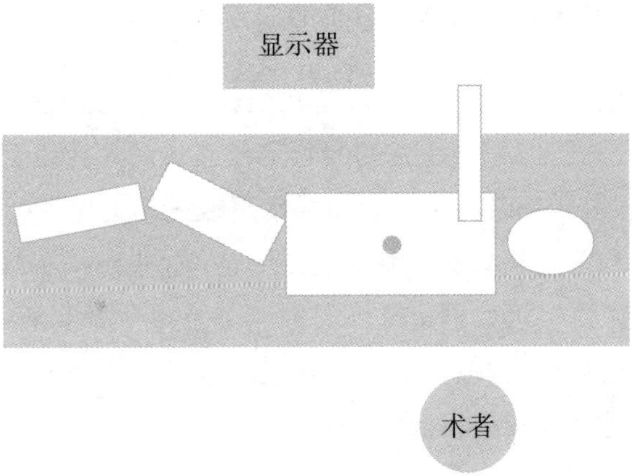

图 2-31　肾及其他腹膜后脏器腹腔镜手术背侧入路的患者体位及术者站位

4．直肠、膀胱及妇科等需要联合会阴部检查或操作的手术患者取截石位，术者站于患者躯干一侧，显示器置于手术部位同侧的手术台尾侧（图 2-32）。

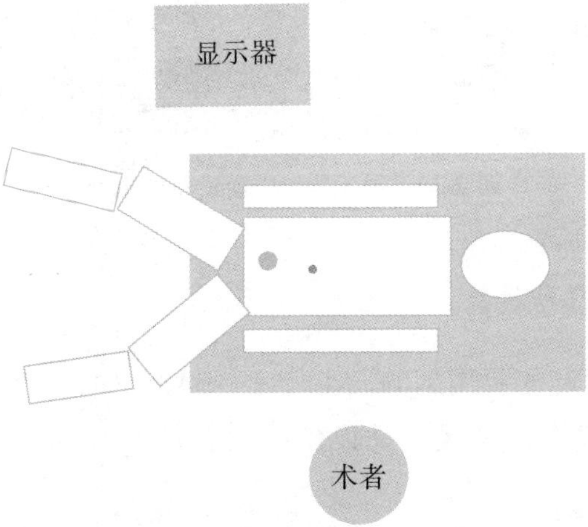

图 2-32　需联合会阴部检查、操作的直肠、膀胱及妇科腹腔镜手术的患者体位及术者站位

（二）显示器 – 内镜设备的位置（图 2–33）

1．“镜 - 视 - 轴”原则：电视塔摆放于从腹腔镜镜头入口（一般情况为脐周）到手术靶器官部位连线的延长线上。

2．显示器一般放于术者视线水平或稍低的位置，这样最符合人机工程学，可以最大限度地减少长时间手术造成的颈部肌肉疲劳和拉伤，可以通过踩脚凳或调节手术台高度来实现。

3．气腹机要放在合适的位置以便术者在整个手术过程中能很容易地看到气腹机参数。

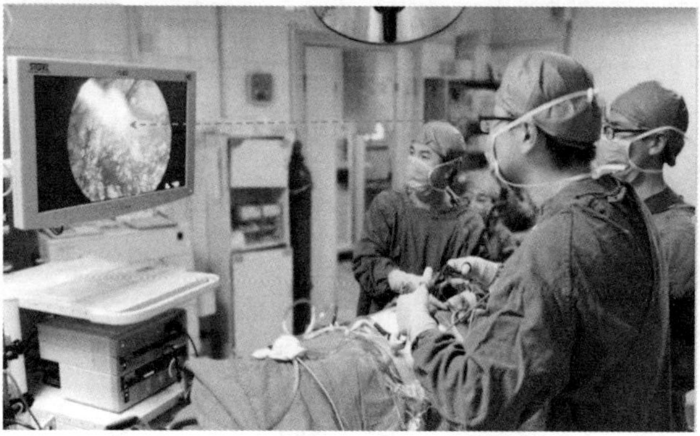

图 2-33　显示器 - 内镜设备的位置

（三）辅助设备

术中可能需要用到的设备（图 2-34），如彩超机、碎石机、C 形臂 X 线机及其他辅助设备的放置都要遵从安全、便捷的原则。

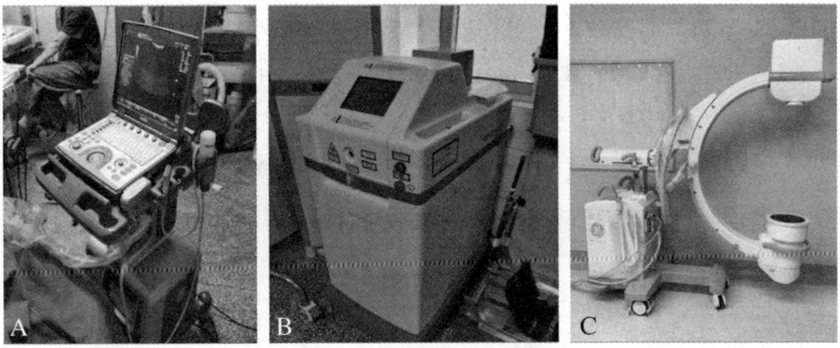

图 2-34　手术室常用的辅助设备。A．彩超机；B．碎石机；C．C 形臂 X 线机

四、患者选择及术前评估

（一）患者选择标准

1．病史和近期身体状况评估　对患者拟行手术的疾病的详细病史及其严重程度进行评估，对近期患者整体身体状况及对手术和麻醉的耐受能力进行评判。

2．既往史评估　既往心肺疾病史、血栓性或出血性疾病史；既往有无麻醉并发症史；既往腹部或盆腔外伤及手术史；既往腹部放疗史及具体部位；关节假体及其他人工假体、心脏起搏器置入情况。

3．用药情况评估　目前及近期是否使用心肺疾病药物、抗凝药物、糖皮质激素及其他免疫抑制药物、非甾体抗炎药（NSAIDs）。

心肺疾病药物在围术期一定要维持使用；抗凝药物根据类

型不同要提前一定时间停用；糖皮质激素及其他免疫抑制药物可能会延长愈合时间；非甾体抗炎药（阿司匹林、COX 抑制剂等）无需术前停用。

4. 过敏史评估 麻醉药、皮肤消毒剂等。

5. 体格检查

（1）生命体征：评估血压控制情况；明确能否耐受麻醉及腹腔镜手术。

（2）腹部检查：视诊有无既往手术瘢痕、脐疝及脐部其他异常、切口疝、腹部异常隆起；触诊有无腹部包块、压痛、腹主动脉瘤、肝脾大；阴道或直肠检查有无脏器固定、冰冻骨盆；听诊有无腹部血管杂音。

6. 辅助检查 常规化验检查及胸片检查和心电图检查；对于高龄或有心肺系统合并症的患者，还要进行超声心动、血气分析及肺功能检查。

（二）腹腔镜手术的禁忌证

1. 绝对禁忌证 ①不能耐受全身麻醉；②凝血功能异常；③不能耐受开腹手术；④低血容量性/感染性休克；⑤其他原因导致的病情危重。

2. 相对禁忌证 ①弥漫性腹膜炎；②中、重度急性胆管炎；③既往腹部广泛手术史；④巨大腹部包块；⑤肠梗阻；⑥其他原因导致的腹腔空间减少；⑦全身麻醉的耐受能力差；⑧严重的心肺疾病。

3. 还需要注意的情况 既往腹部手术、脐部异常、腹腔动脉瘤、肝脾大。

4. 一些被误认为是腹腔镜手术禁忌证的情况 膈肌损伤、

消化道出血、内脏穿孔、腹部创伤、异位妊娠、肥胖、慢性阻塞性肺疾病、肾功能不全等。

（三）肥胖患者和消瘦患者的特殊注意事项

1．肥胖患者 因肥胖患者的腹壁厚、穿刺阻力大（图 2-35），普通气腹针、穿刺套管、腹腔镜器械可能因长度不够而使操作困难，需备加长版器械，穿刺部位尽可能靠近脐周这一腹壁相对薄弱的区域。

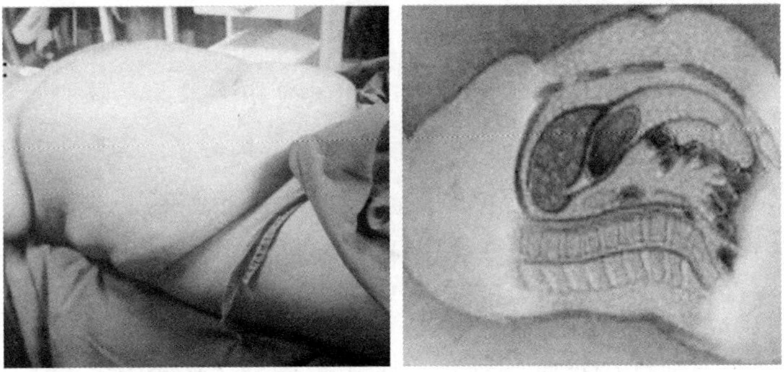

图 2-35　肥胖患者及其腹部的结构示意图

2．消瘦患者 因消瘦患者的腹壁薄、穿刺阻力小（图 2-36），腹壁和腹腔脏器及腹膜后大血管非常靠近，盲目穿刺误伤的风险大，穿刺时务必将腹壁提起或采用直视下开放法进入腹腔，再置入穿刺套管。

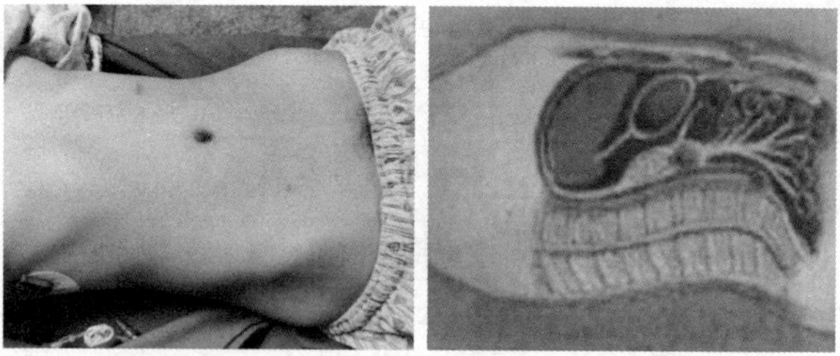

图 2-36　消瘦患者及其腹部的结构示意图

（四）患者准备

1．控制好血压，以降低麻醉的风险和围术期心脑血管疾病的发生风险，同时减小术中和术后出血的风险。

2．心肺功能改善至能耐受全身麻醉及腹腔镜手术状态。对于有心肺系统合并症的患者，术前要通过积极内科治疗改善其心肺功能。

3．提前停用抗凝药物：氯吡格雷提前 7 d 停用；华法林提前 4～5 d 停用且 INR ≤ 1.4；静脉使用低分子量肝素时提前 24 h 停用，皮下使用时提前 12 h 停用。

4．肠道手术常规要术前清洗肠道，非肠道腹部手术患者术前 1 日行药物（便秘患者术前数日予缓泻药物）导泻，以减少术中肠道胀气。

5．上腹部手术患者术前留置胃肠减压管，以避免术中胃胀气，影响操作。

第三章

腹腔镜手术术中注意事项

一、麻醉方式和患者体位

（一）麻醉方式

1．局部麻醉

（1）伤口麻醉：切口局部麻醉，防止伤口部位疼痛，多采用长效麻醉药，如罗哌卡因或布比卡因等。

（2）术区的区域麻醉：选择性椎旁神经阻滞技术通过阻滞脊髓背根神经节，迅速控制炎性反应和水肿，阻断痛觉的神经传导通路；用于术后镇痛或复合麻醉。

2．椎管内麻醉　腰椎麻醉、硬膜外麻醉或腰硬联合麻醉，较少使用。

3．全身麻醉　采用气管插管方式（图 3-1），是否应用喉罩气道导管尚有争议。

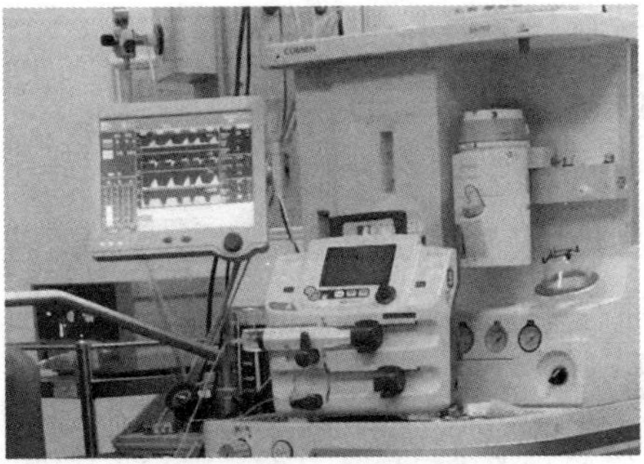

图 3-1　全麻呼吸机

（二）患者体位

1．仰卧位

（1）上腹部腹腔镜手术：患者取头高脚低位，通过重力作用使腹腔内脏器远离术野而易于术中暴露，可将手臂并于身体两侧或张开，避免影响术者站位（图 3-2）。

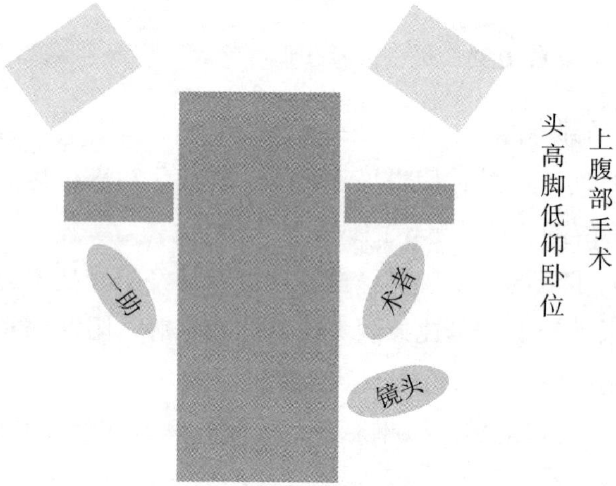

图 3-2　上腹部腹腔镜手术的手术人员及器材位置示意图

（2）下腹部及盆腔腹腔镜手术：患者取头低脚高位，使腹腔内脏器远离术野，手臂并于身体两侧（图 3-3）。

2．侧卧位（图 3-4 A、B）

腋垫保护避免臂丛拉伤；用腰垫及沙袋（或固定架）固定患者，防止其术中体位变化；用“体位垫”保护避免皮肤压伤；手术台可弯曲，注意安全性，根据不同手术采取各种改良的侧卧位。

3．截石位（图 3-5A、B）

完全截石位或改良截石位（分腿位），Allen 足蹬可避免压迫神经，使双膝靠近躯干。

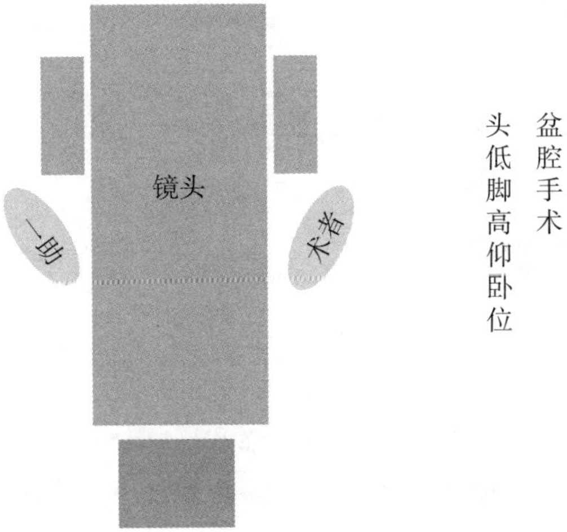

图 3-3　下腹部及盆腔腹腔镜手术的手术人员及器材位置示意图

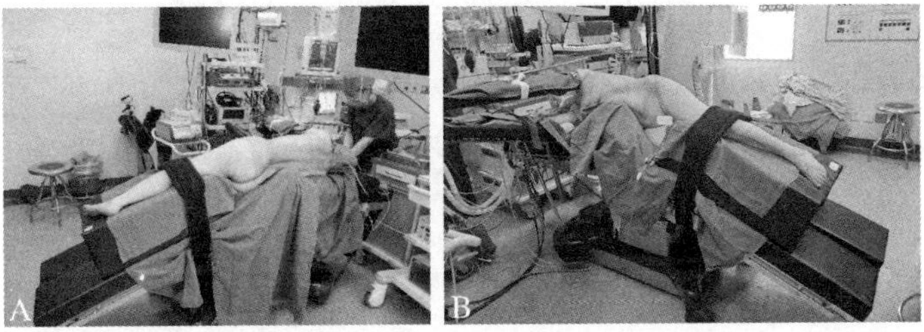

图 3-4　腹腔镜经腹膜后腔的肾脏手术的患者卧位

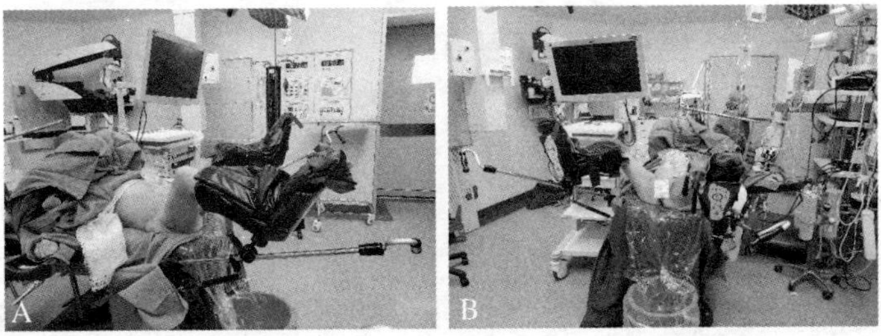

图 3-5　截石位，使用 Allen 足蹬避免压迫神经

二、建立气腹和置入穿刺套管

建立气腹的方法：气腹针法（Veress 技术）、开放建立气腹技术（Hasson 开放技术）。

（一）气腹针法

Veress 气腹针包含一个带有弹簧的 70 ~ 120 mm 长、前端圆钝的中空内芯，刚好能伸出穿刺针的尖端，有一次性使用针及可重复使用针两种（图 3-6）。穿刺针的尖端锋利，可刺穿腹壁，气腹针的弹簧张力允许其在碰到坚硬紧张组织（筋膜或腹膜）时内芯被推回，但是其在遇到肠管、网膜之类的软组织时不会被推回。尖端被推回后暴露钝头，可向腹腔内注入气体、建立气腹。穿刺前应检查气腹针的管腔是否通畅，连接部有无漏液，钝头的内芯是否伸缩自如。建立气腹的位置在脐旁，也可选择肋缘下，但要避开既往手术瘢痕位置，防止因腹腔内脏器与腹壁粘连而损伤脏器。

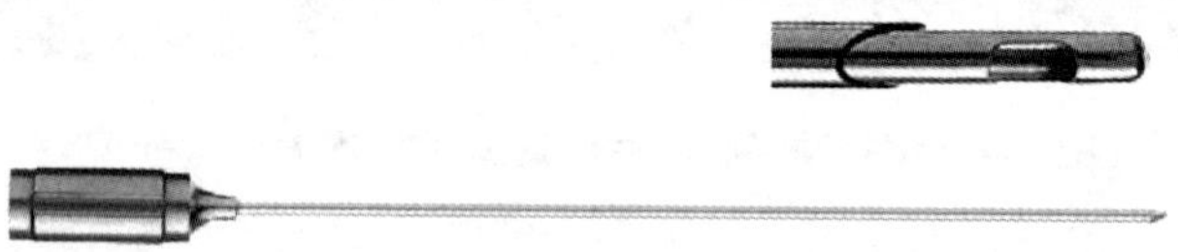

图 3-6　可重复使用的 Veress 气腹针

（二）开放建立气腹技术

患者既往有经腹腔手术史，腹腔内脏器有与腹壁粘连可能时，为避免损伤腹腔内脏器，可在直视下切开腹壁各层直至腹膜；然后用两把止血钳提起腹膜，小心切开，用手指仔细探查明确无粘连后（如有粘连，则用手指钝性分离出通道），在直视下进入腹腔，然后置入穿刺套管建立气腹。

（三）建立气腹的并发症

（1）腹膜外充气：常见位置是腹膜外脂肪层，多由于针前端停留于腹膜外未进入腹腔所致。

（2）气体栓塞：穿刺针误入静脉，在充气时可能发生。仔细检查针尖所在位置，充气流量控制在 1 L/min（体内血流中溶解速度为 1 L/min，低于该流量不会发生气体栓塞）。

（3）过多 CO_2 吸收会导致心律失常，且 CO_2 与液体接触会生成碳酸，高碳酸会引发患者疼痛。应控制腹内气压在 15 mmHg 以下。

（4）胃肠道损伤；小肠穿孔较常见，胃穿孔及结肠损伤较少见。粘连会增加胃肠道损伤的概率，但无粘连时同样也会发生胃肠道损伤。

（5）血管损伤：脐部附近血管都有损伤可能，大血管损伤如处理不及时甚至会危及患者生命。血管的位置、患者体位、进针位置、方向及力度都会影响和损伤血管。穿刺时应固定好腹壁，仔细体会突破感，如果术前考虑存在粘连的风险较大，可开放建立气腹。

（四）穿刺套管的位置选择及次要穿刺套管的置入

腹腔镜放置套管的入口一般遵守“三角原则”，经腹腔途径的腹腔镜手术的观察孔多选择脐旁，距术野 15～20 cm，另两个操作孔需在距术野与观察孔连线间隔一掌宽的平行线位置或 8～10 cm 处呈扇形分布，避免各操作器械及观察镜头互相干扰，如需第 4 个辅助孔，可选择合适位置，需与其他辅助孔距离 5 cm 以上，避免互相干扰操作，如经腹腔胆囊手术的打孔位置（图 3-7）。观察孔之外的次要穿刺套管置入必须在直视下进行，避免损伤腹壁血管及腹腔内组织脏器。经腹膜外途径腹腔镜手术的穿刺位置选择也要遵守“三角原则”及各穿刺孔距术野和各孔之间距离的原则。

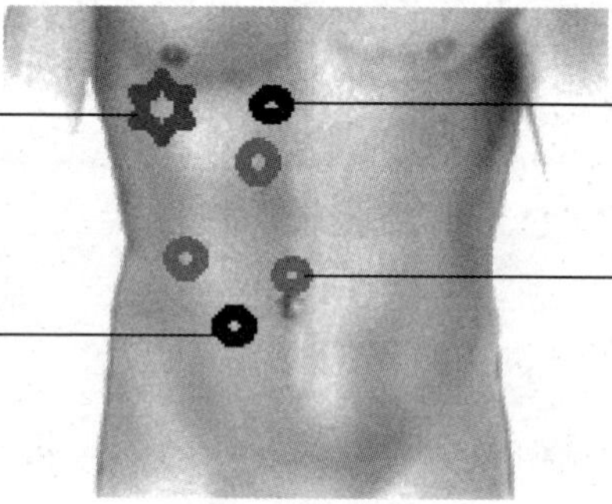

图 3-7　经腹腔胆囊手术的打孔位置

三、气腹状态的生理学变化

（一）建立气腹使用 CO_2 的优势

1．CO_2 是惰性气体，不易引起化学反应及产生过多烟雾，对手术视野影响较小。

2．术中使用的各种能量平台接触 CO_2 不会燃烧及爆炸。

3．CO_2 在人体血液中的溶解度高，相比氧气及氮气，CO_2 可以被机体吸收，经肺容易呼出，不易因吸收过多引发高碳酸血症，不易造成气体栓塞。

4．CO_2 价格便宜，更易获得。

（二）建立气腹对机体的影响

1．气腹状态对心脏的影响

（1）心律失常（图 3-8）：包括心动过速、室性早搏、心动过缓等多种心律失常。气腹状态下的心律失常时有发生，确切原因尚未完全明确，可能与患者自身状态及气腹压有关。考虑到患者机体各器官适应能力动员的时间，建议建立气腹初期使用低流量，然后逐渐增加至高流量。使用低温的 CO_2 也是可能导致心律失常的原因之一。

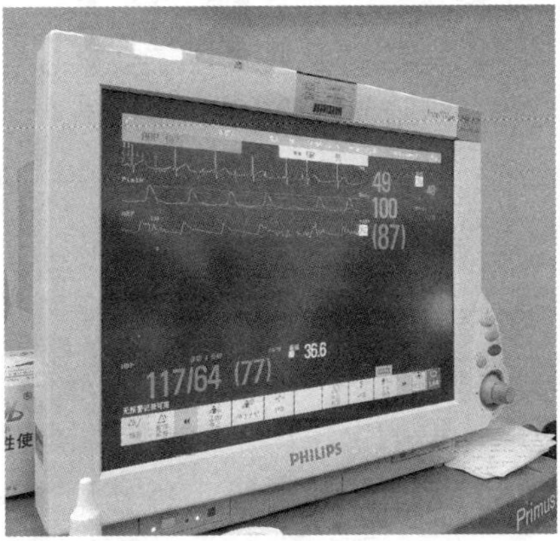

图 3-8　心律失常（心动过缓）

（2）心输出量下降：气腹压过高可导致腹腔内主要血管如下腔静脉塌陷，继而回心血量减少，从而减少心输出量；气腹压升高直接压迫心脏也可造成心脏舒张障碍；气腹压升高可压迫腹主动脉并刺激交感神经，继发血管收缩从而降低心输出量。针对以上因素，当患者出现心输出量下降时，应当降低气腹压，包括停止气体灌注、降低气腹压或检查患者肌松状态；观察患者一般状况，有无低血容量以及其他造成低血压的因素等，再进行相应处理。

2．气腹状态对肺的影响

（1）通气影响：气腹可引起腹内压与腹内容积增加，使膈肌上移，引起肺顺应性下降、吸气峰压上升、肺不张、功能残气量下降、通气血流比失调等，使动脉氧合变差，这些改变在肥胖合并吸烟患者中更加明显。

（2）化学影响：CO_2 可引起高碳酸血症和呼吸性酸中毒。

3．气腹状态对腹腔内脏器的影响

由于腹内压升高，腹腔内脏器（肝、肾、肠道等）的血流可因各种原因而减少，如内脏血管机械性受压、血管加压物质释放、手术体位和腔静脉受压使回心血量减少、腹腔内温度下降导致小血管收缩、解除气腹压后脏器的缺血再灌注等；术后可能会出现肝功能异常、肾功能受损，小肠或结肠缺血及坏死非常少见，但也有报道。

4．气腹状态对体温的影响

气腹状态下低体温的发生率约为90%。使用未加温的 CO_2 充气、腹腔内 CO_2 过量置换可能导致患者体温下降，婴幼儿多见，腹腔镜手术的热损失相比开放手术可能更多，应注意应用加热的湿化气体、减少患者的暴露面积和时间、术中保暖等。

5．气体栓塞

（1）气体栓塞较少见，但后果却非常严重。CO_2 溶解度较高，如非短时间内大量进入血管一般不会形成气体栓塞。常见的气体栓塞原因包括气腹针刺入腹腔内脏器；短时间内大量气体进入血液；术中气腹压较高，通过破损静脉进入血液等。

（2）气体栓塞常可表现为：低血压、颈静脉怒张（图

3-9)、心动过速（图 3-10)、水车轮样杂音。

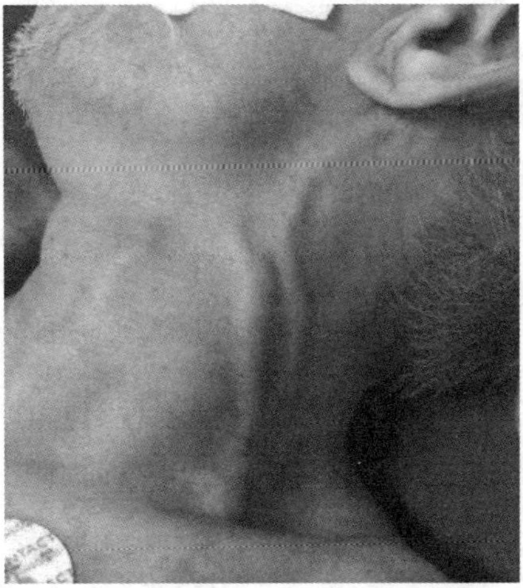

图 3-9　颈静脉怒张

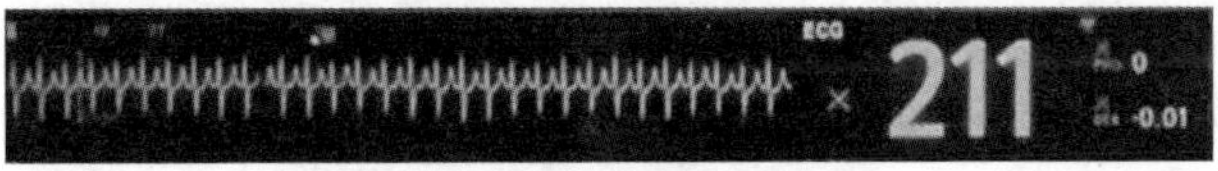

图 3-10　心动过速

（3）气体栓塞处理措施：立即停止气腹，中止气体栓塞来源；左侧头低卧位，降低气体进入右心室的概率；中心静脉置管吸出右心房及心室内气泡，紧急时可行右心房穿刺抽出气泡等。

四、腹腔镜装置撤出腹腔

1. 明确有无出血 手术结束前应进行全面检查，明确术野及穿刺套管处腹壁血管有无活动性出血，应在腹腔镜直视下撤出所有穿刺套管。

2. 遗漏出血原因 即使在直视下撤出穿刺套管仍有可能遗漏出血点，如静脉出血点被套管、腹壁或气腹压迫，未见明确出血；血压较低，撤出穿刺套管时未见出血；术野隐蔽部位出血等。

3. 止血方式 术野创面及腹膜血管出血可通过腹腔镜的能量平台凝闭血管、止血夹夹闭或缝合血管止血，可应用止血粉、止血胶或可吸收止血海绵等止血材料止血，腹壁出血可通过特殊缝合装置进行腹壁自皮下组织至腹膜的全层缝合止血（图 3-11 A、B）。

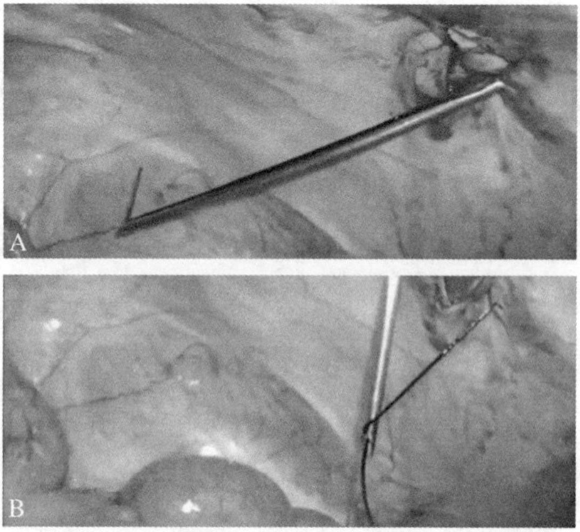

图 3-11 应用腹腔镜腹壁缝合装置缝合穿刺孔

4．放置引流管（图 3-12） 应在直视下放置引流管，将其头端置于术野出血或渗液可能较大的位置，保证引流完全。

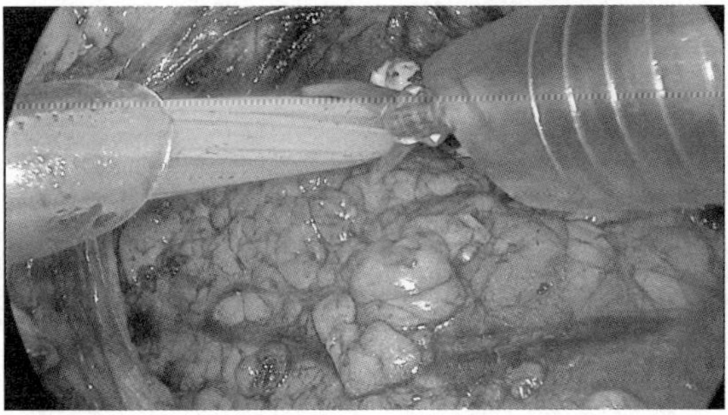

图 3-12　直视下放置引流管

5．解除气腹 术后应当主动排除腹腔内气体，减少腹腔内残留气体对患者机体的影响。

第四章

腹腔镜手术术后注意事项

一、术后医疗处置

（一）术后恶心呕吐

1．术后恶心呕吐（postoperative nausea and vomiting，PONV）是全麻手术后最常见的不良反应，腹腔镜手术 PONV 的发生率较开腹手术增加，约为 53%～72%。PONV 可引发患者不适，伤口张力增加，脱水、酸碱失衡等内环境紊乱，因此需要积极处置。

2．术后恶心呕吐的影响因素

（1）手术因素：手术牵拉脏器如肠管、肠系膜；二氧化碳气腹对消化道产生压迫，胃肠道内压力增加；手术的组织炎症反应，P 物质、5- 羟色胺（5-HT）等神经递质的释放传入呕吐中枢；手术时间长（表 4-1）。

（2）麻醉因素：阿片类药物、吸入麻醉药物（如七氟烷）。

（3）自身因素：女性、肥胖、有晕动症、吸烟、有 PONV 病史。

表 4-1 术后恶心呕吐的影响因素

影响因素	原因	机制
手术因素	手术中牵拉脏器	
	二氧化碳气腹对消化道产生压迫	胃肠道内压力增加
	高碳酸血症	影响胃肠道化学感受器
	组织炎症反应	P 物质、5-HT 等神经递质的释放
麻醉因素	阿片类药物	
	吸入麻醉药物	
自身因素	女性	雌激素的水平及脂溶性
	肥胖	麻醉药在脂肪内蓄积
	晕动症	
	PONV 病史	

3．腹腔镜手术 PONV 的药物治疗和预防

（1）5-HT_3 受体阻滞剂可通过阻断中枢和外周迷走神经末梢的 5-HT_3 受体降低恶心呕吐的发生率，应用广泛。在小儿腹腔镜、妇科腹腔镜和普通外科腹腔镜手术中，昂丹司琼和格拉司琼在预防腹腔镜手术 PONV 的效果良好（表 4-2）。

（2）多巴胺 D_2 受体拮抗剂可阻断中枢神经系统的多巴胺受体，抑制恶心呕吐。氟哌利多是较强的多巴胺 D_2 受体拮抗剂。另一种多巴胺受体拮抗剂甲氧氯普胺也有疗效，联合地塞米松较单独使用效果更好。

（3）糖皮质激素参与机体的免疫应激，临床常用此类药物。国内外大量研究发现，糖皮质激素可预防 PONV 的发生。

表 4-2　腹腔镜手术 PONV 的药物治疗和预防

药物种类	代表药物	机制	作用
$5\text{-}HT_3$ 受体阻滞剂	昂丹司琼、阿扎司琼、托烷司琼、帕洛诺司琼	阻断中枢和外周迷走神经末梢的 $5\text{-}HT_3$ 受体	治疗
多巴胺 D_2 受体拮抗剂	氟哌利多、甲氧氯普胺	阻断中枢神经系统的多巴胺受体	治疗
糖皮质激素	氢化可的松、地塞米松、甲泼尼龙	抑制外周前列腺素合成，降低 5-HT，也可直接抑制呕吐中枢	治疗、预防

总之，腹腔镜手术 PONV 是由多方面因素引起的，影响患者的术后康复及舒适度。应术前详细评估，根据手术类别、患者自身情况，在围术期采用多模式（药物与非药物）联合干预镇吐，减轻患者术后的痛苦。

（二）术后疼痛

腹腔镜手术优势很多，但术后疼痛无法避免，主要有手术切口、肩部和两侧季肋部的疼痛，切口和上腹部疼痛常出现在术后第 1 天，肩部和季肋部疼痛在术后第 2 天明显，各种疼痛多在术后 3～4 天缓解。

1．腹腔镜手术后疼痛的原因　二氧化碳气腹的影响，切口组织损伤，以及机体的系统性炎症改变（表 4-3）。

表 4-3　腹腔镜手术后疼痛的常见原因及缓解方法

原因	机制	缓解方法
二氧化碳气腹	刺激膈神经 腹膜牵拉 酸性腹腔内环境	①气体加热、加湿； ②术后主动排气
切口组织损伤	穿透肌肉和韧带的伤害性疼痛	术前切口浸润
系统性改变	炎症性疼痛	术后镇痛治疗

2．腹腔镜手术后疼痛的评分　采用数字评定量表（numerical rating scale，NRS），NRS 的分类比较清晰客观，可以帮助患者进行更准确的评估，从而提高不同患者之间在评估上的可比性。患者要在 4 种大类别共 11 种评分（0 ～ 10 分）中选择：即无疼痛（0 分）、轻度疼痛（1 ～ 3 分）、中度疼痛（4 ～ 6 分）、重度疼痛（7 ～ 10 分）（图 4-1）。

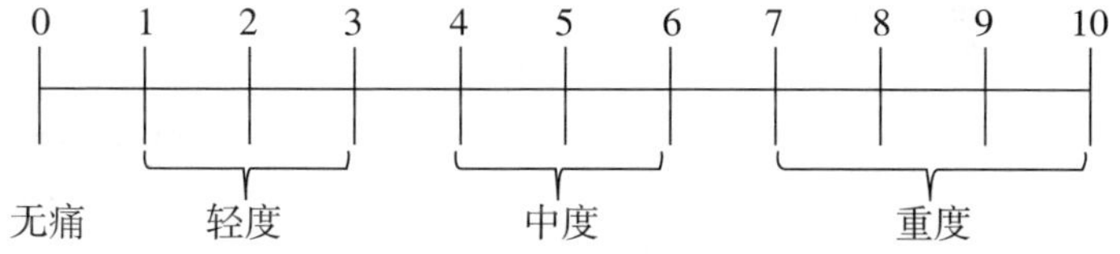

图 4-1　数字评定量表

3．腹腔镜手术术后常见的镇痛选择

（1）全身给药：皮下给药常用芬太尼透皮贴和丁丙诺啡透皮贴剂，二者使用方便，依从性好，后者对于老年人、肝肾功能不全患者无需调整剂量。口服给药常用吗啡、NSAIDs 等，适用于神志清醒和术后胃肠功能良好者。肌内注射适于腹腔镜术后单次给药，连续使用不宜超过 5 d，常用于病房患者的镇痛，曲马多、哌替啶常用。静脉注射是目前腹腔镜手术术后镇痛的重要方法，大部分阿片类、NSAIDs、氯胺酮等药物都可以应用（表 4-4）。

（2）局部给药：切口浸润采用不同的局部麻醉药物和剂量，可持续 4～8 h（图 4-2）。与术后切口浸润的局部麻醉药相比，术前切口浸润的效果更好。切口浸润可减轻腹壁疼痛，但对内脏痛无效。另外，神经阻滞的应用越来越多，常用腹横肌平面阻滞（TAPB）、腰方肌阻滞、腰丛神经阻滞、肋间神经阻滞、腹直肌鞘阻滞等。TAPB 是在腹横肌和腹内斜肌之间注射局部麻醉药，阻断腹壁前外侧感觉神经的传导。超声引导下的 TAPB 已广泛应用于腹部手术，并发症少且具有时效性。

表 4-4　腹腔镜手术术后镇痛选择

镇痛方式	给药方式	代表药物	特点
全身给药	皮下给药	芬太尼透皮贴、丁丙诺啡透皮贴剂	依从性好
	口服给药	吗啡、NSAIDs	适用于神志清醒且胃肠功能良好的患者
	肌内给药	曲马多、哌替啶	
	静脉给药	大部分阿片类、NSAIDs、氯胺酮等药物	
局部给药	伤口浸润	罗哌卡因 布比卡因	4～8 h 3～6 h
	神经阻滞		腹横肌平面阻滞等
多模式联合	联合应用以上 2 种方式及以上		

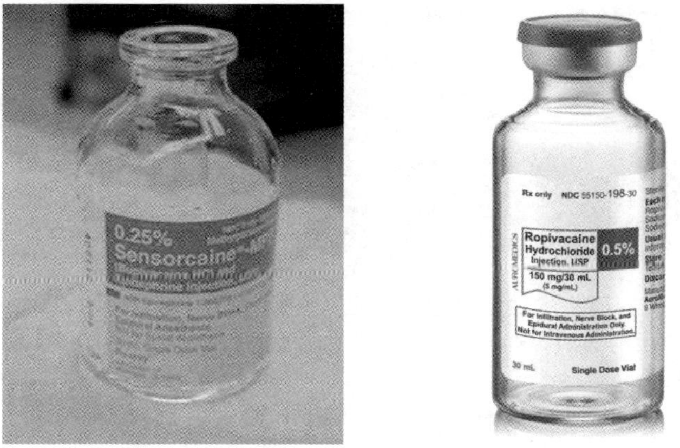

图 4-2　伤口浸润用药布比卡因和罗哌卡因

（3）多模式联合给药：腹腔镜手术患者会产生不同类型的疼痛，单一的镇痛方法和镇痛药物往往效果不佳，针对疼痛的不同类型和原因选择有效的镇痛方案（即多模式联合镇痛）是有效的选择。根据国内外研究，目前推荐的多模式联合镇痛方式是神经阻滞联合术前口服或肌内注射镇痛药物，术中静脉给予镇痛药。

（三）术后伤口的处理、饮食及活动限制

1．伤口的处理

国外对术后伤口的处理建议是：伤口用敷料覆盖 24～48 h，24～48 h 后可洗澡，但是国内一般建议 3 天后洗澡，2～3 天换药一次，7 天之内均覆盖敷料。出院时嘱患者观察伤口有无红肿、皮温升高、伤口分泌物等化脓性感染表现（图 4-3）。

2．术后饮食

术后早期经口进食可促进肠道运动功能恢复，有助于维护

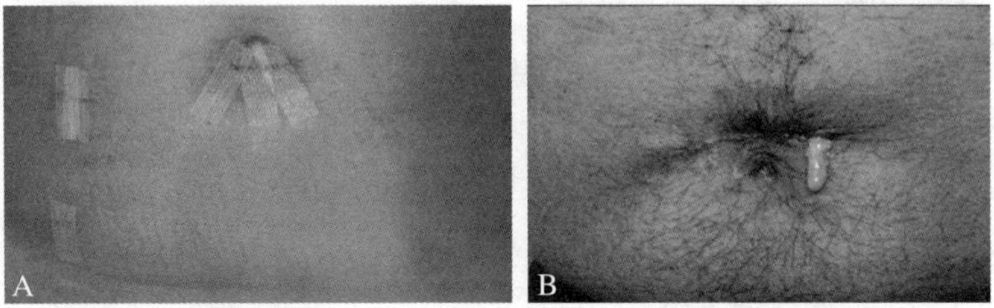

图 4-3 腹腔镜手术后切口敷料覆盖（A）和脐部伤口感染（B）

右图引自 SARVODAYA T，SANGHAMITRA P，PRITILATA P，et al. Infection of laparoscopic port wound by Mycobacterium fortuitum. Medical Journal of Dr. D.Y. Patil University，2017，10（1）：92-94.

肠黏膜功能，防止肠道菌群失调和异位，降低术后感染发生率及缩短术后住院时间。应根据手术不同，患者具体情况不同，选择合适的进食时间和适当的饮食。一般的进食恢复时间见表 4-5。

表 4-5 腹腔镜手术后进食时间选择

腹腔镜手术	术后到普通膳食时间
阑尾切除术	0～1 天
胆囊切除术	0～1 天
胃底折叠术	0～1 天
结肠手术	3～5 天
食管贲门括约肌切开术	1～2 天固体软食
胃短路手术	0～1 天流食

3．术后活动

鼓励患者术后早期下床活动，早期下床活动可促进呼吸、胃肠、肌肉、骨骼等多系统功能恢复，有利于预防肺部感染、压疮和下肢深静脉血栓形成。大多数患者无绝对的活动限制，一般根据患者的自身体力情况和伤口恢复情况让患者自己决定活动的量。但是有些患者需要特殊的限制，如应用激素患者、切口较大者（如肝的手术）等建议延迟至6周后开始逐渐增加活动量，盆底手术建议延迟至3个月后开始逐渐增加活动量。

二、穿刺损伤

（一）血管损伤

腹腔镜手术穿刺损伤是腹腔镜手术特有的损伤，其原因包括气腹针及第一枚穿刺套管穿刺为“盲穿”，腹腔后血管位置变异，腹腔粘连，操作不当，可能损伤腹膜后大血管、盆腹腔脏器血管、大网膜血管、腹壁血管和胃肠道等。当出现失血性休克时需立即开腹止血。对于腹壁损伤导致的腹壁下血管、穿刺部位出血以及血肿，腹腔内血管损伤如肠系膜血管、大网膜血管以及实质脏器的血管蒂损伤，以及不可控制的出血，开腹止血是必要的操作。开腹的时机选择与术者的手术熟练程度、出血量及是否为重要血管（如门静脉、肠系膜血管等）相关。

（二）胃肠道损伤

胃损伤后腹腔内会出现胆汁染色、鼻胃管内出血、气腹压力下降等，明确后需及时修补。肠道损伤应及时缝合。可选择立即开腹或在腹腔镜辅助下的小开口直视下行清创缝合。

（三）膀胱损伤

下腹部手术常见，术前放置导尿管能减少膀胱损伤的发生，术中怀疑膀胱损伤时可通过注入 200 ml 盐水的测试来证实。膀胱损伤较大时，应行膀胱修补。膀胱修补术可在腹腔镜下进行，当腹腔镜下修补困难时，可进行开腹修补或经阴道修补。

因此，穿刺前应仔细评估有无腹腔粘连，穿刺时应避免插入后穿刺针左右摇摆，使原本较小的伤口撕扯成较大的伤口。另外要避免从瘢痕处穿刺。如果需要从瘢痕处穿刺，则 Hasson 开放技术有助于减少内脏损伤（表 4-6）。

表 4-6　穿刺损伤并发症及处理

原因	损伤器官	并发症	术中处理	预防措施
“盲穿”	腹壁血管	血肿或活动性出血	观察或开腹止血	穿刺时腹腔镜光线指引避开血管
腹腔粘连	空腔脏器、血管	腹腔感染、活动性出血	腹腔镜或开腹修补	穿刺时避开手术疤痕或使用 Hasson 技术穿刺
操作不当	实质脏器或网膜损伤	不同部位破裂或出血	腹腔镜或开腹修补止血	穿刺后避免左右摇摆
	膀胱损伤	引流量增多、感染、出血	腹腔镜、开腹或经阴道修补	导尿管留置

三、气腹 / 手术相关并发症

（一）气腹相关并发症

1．心肺影响

气腹（尤其是 CO_2 气腹）对通气、氧合、酸碱平衡及血流动力学都会产生不同程度的影响，对于心肺功能正常的患者一般不会引发严重问题，但原有心肺疾患的患者会出现高碳酸血症或呼吸性酸中毒，对于此类患者，需选择合适的通气条件、合适的气腹压力以及合适的气体或采用无气腹腹腔镜技术。

2．皮下气肿

皮下气肿常发生于年龄大、手术时间长、气腹压力高的病例，轻度皮下气肿影响不大，严重而广泛的皮下气肿对呼吸及心血管系统影响明显。皮下气肿的发生原因包括：气腹针误入筋膜前皮下组织；切口过大，穿刺针多次脱离腹腔或偏离首次穿刺通道致使腹膜穿孔；以及腹腔内 CO_2 压力过高。预防措施为：确定气腹针穿刺得当，穿刺后采用回抽或者滴水测试来证明穿刺针位于腹腔内。

3．气胸

气胸少见。如果术中发现气道压增加、通气困难、无明确原因的血氧饱和度下降、无法解释的血流动力学改变，应考虑气胸的发生。气胸发生的原因包括腹腔镜术中损伤膈肌、先天性肺疾病（如肺大泡等）、气管插管时损伤支气管、正压通气压力过高。

4．纵隔气肿

纵隔气肿罕见。手术时间过长、注入 CO_2 的量过大或腹压过高使 CO_2 逸出腹膜外或经食管裂孔进入纵隔潜在间隙都会引发纵隔气肿。

（二）手术相关并发症

手术相关并发症包括：热损伤及分离造成的损伤；不能完成手术，需中转开腹；血管损伤、肠管损伤、膀胱损伤、输尿管损伤、神经损伤（体位原因以及手术原因）等。手术操作中各类并发症的发生与手术类型、医生熟练程度、腹腔粘连程度、腹腔手术史等相关。

1．热损伤及分离造成的损伤

电切和电凝时的导热效应会波及周围 2 cm 的组织，或者电热切割工具误触邻近器官会导致损伤。在操作过程中要精细，特别是在分离胆管、肠管、输尿管以及血管的操作过程中，要避免发生损伤。对于术中发现及时的损伤可在腹腔镜下或开腹修补。对于术后才发现的空腔器官损伤可根据受损器官的特点有区别地进行修补。

2．泌尿系统损伤

泌尿道位于生殖器官附近，妇科手术发生泌尿系损伤的概率较高，常见的危险因素有剖宫产史、腹部手术史、子宫内膜异位症、腹腔粘连、阔韧带肌瘤和术者经验不足等。预防的关键是医生要意识到泌尿系统在手术过程中处于高危状态，并详尽了解泌尿系统解剖。

3．中转开腹的重要性

对于腹腔镜难以完成的手术，决定是否中转开腹已成为决定手术成功或失败的分水岭。与开腹手术相比，腹腔镜手术某些固有的局限性常常会随着手术的复杂性和术者经验的欠缺而变得非常明显，此时果断而及时的中转开腹往往是保证手术安全和成功的最重要的手段。

4．神经损伤

神经损伤的危险因素有压迫（尺骨、坐骨神经）和牵拉（臂丛、股骨侧皮神经、腓侧神经）。将患者固定于不同的体位有可能会导致负重点或者支点处的皮肤、神经、血管等损伤。因此，根据不同腹腔镜手术的术中体位要求，需严格按照人体力学的要求，遵循安全、舒适和正确三要素，同时注意术中观察，以有效预防术中因体位或压迫等造成的神经损伤。另外，操作过程中也可发生神经损伤，术中发现及时可及时修补，如妇科手术中闭孔神经损伤可进行腹腔镜下修补。

5．术后并发症

（1）血清肿：手术创伤及异物炎症反应是出现血清肿的根本原因。通过手术精细解剖，减少术后渗出，不遗留空腔间隙，可以减少血清肿的发生。减少血清肿发生的重点在于预防，以及发生后给予个体化治疗处理。

（2）穿刺部位的出血、感染：穿刺点选择不当时会损伤腹壁血管导致出血，术中及术后可通过变换观察孔检查发现并进行电凝止血。若电凝止血无效，应扩大切口在直视下缝合止血。取标本时保护切口，缝合时选用可吸收线缝合，可减少伤口感染的发生。出现感染时应拆线并通畅引流。

（3）穿刺孔切口疝：发生率不高，发生于大于 1 cm 的穿刺孔伤口，其高危因素包括肥胖、穿刺套管孔感染、儿童。应对方案为：对于大于 1 cm 的伤口，使用 5/8 弧度的可吸收线在直视下缝合或使用缝合器缝合。对于剑突下大于 1 cm 的穿刺套管孔，是否缝合目前尚无定论。

（4）出血：术后常规检查吻合口及创面有无出血，如果有可疑出血，应在腹腔镜下缝合。若活动性出血腔在腹腔镜下难以处理，需要开腹止血。

（5）脏器损伤：手术操作应轻柔抓持组织，保证操作器械在视野之内，正确适当使用牵引器，分离后仔细检查有无器官损伤，如牵引钳牵拉过度而撕裂肝、胃十二指肠壁、肠系膜等，术中应注意避免，术后应仔细检查。

（6）手术后出血：在撤出腹腔镜器械前应仔细检查手术操作部位有无出血，在直视下撤出各个穿刺套管并检查有无出血。处理及预防同前。

（7）关腹相关并发症：遗漏出血、内脏损伤、腹壁损伤、肩部 / 膈肌刺激症状（CO_2 残留）。关腹前应再次检查手术操作区域，有无遗漏出血、内脏损伤及腹壁损伤，应主动排出 CO_2，尽量减少 CO_2 残留，减少术后肩部 / 膈肌刺激症状。

第五章

腹腔镜在各学科中的应用及在检查和治疗中的应用

一、腹腔镜在各学科中的应用

（一）在普通外科领域中的应用

1. 腹腔镜胃癌、结直肠癌手术

目前多中心前瞻性临床对照试验结果表明，腹腔镜胃癌、结直肠癌手术能够取得与开腹手术同样的肿瘤根治性效果，并且具有创伤小、术后恢复快的优点。

2. 腹腔镜阑尾切除术

与开腹手术相比，腹腔镜手术能够减少术后疼痛、降低切口感染风险、缩短住院时间以及更快速地恢复成年人的正常活动。

3. 胆管外科手术

腹腔镜胆囊切除术是我国开展最广泛、最成熟的腹腔镜手术。对于胆管结石的处理，可以在行内镜下经奥迪（Oddi）括约肌切开取石，也可以行腹腔镜胆管探查，其方法包括经胆囊胆管镜取石和胆管切开取石。

4. 腹壁疝

常见的腹腔镜腹股沟疝修复术包括经腹腔腹膜前修补术（TAPP）和完全腹膜外疝修补术（TEP）。另外，腹腔镜技术已越来越多地被用于切口疝和造口旁疝手术。接受腹腔镜无张力补片修补术的腹壁疝患者的并发症发生率较低且结局更好。

（二）在妇科领域中的应用

妇科腹腔镜是融现代妇科手术和内镜诊治技术为一体的微创妇科诊治技术，也是当今妇科医师必备的一种手术技能。腹腔镜手术是在密闭的盆腹腔内进行检查或治疗的内镜手术。将接有冷光源照明的腹腔镜经腹壁置入腹腔，连接摄像系统，将盆腹腔内脏器官显示于监视屏幕上。手术医师通过监视屏检查诊断疾病称为诊断性腹腔镜手术；在腹腔外操作进入盆腔、腹腔的手术器械，在屏幕直视下对疾病进行手术治疗称为手术性腹腔镜手术。妇科腹腔镜手术在临床上应用广泛，主要有以下方面的应用。

1．诊断性腹腔镜手术适应证

（1）怀疑盆腔子宫内膜异位症，腹腔镜检查是最佳的方法。

（2）盆腔粘连伴有腹痛症状。

（3）治疗无效及不明原因的急、慢性腹痛和盆腔痛。

（4）不孕、不育：可明确或排除盆腔疾病、了解输卵管外观、判断输卵管通畅程度。

（5）绝经后或青春期前持续存在的＜ 5 cm 的盆腔肿块。

（6）进行辅助生殖技术治疗前了解输卵管阻塞与否。

（7）治疗无效的痛经。

2．手术性腹腔镜手术适应证

（1）输卵管妊娠：可进行输卵管切除术或行输卵管切开去除胚胎及妊娠囊，用于局部注射药物的手术治疗。

（2）输卵管系膜囊肿切除手术。

（3）输卵管因素的不孕症（输卵管粘连积水等）：行输卵

管粘连分离和整形，输卵管造口手术。

（4）卵巢良性肿瘤：可行卵巢肿瘤剥除术，患侧卵巢或附件切除术。

（5）多囊卵巢综合征：有生育要求的患者由于排卵障碍，在药物治疗无效或在氯米芬治疗出现药物抵抗时，行卵巢打孔治疗以替代卵巢楔形切除。

（6）子宫肌瘤：可行子宫肌瘤切除术、子宫切除术及腹腔镜辅助的阴式子宫切除手术，也可行肌瘤消融术、子宫动脉阻断等手术。

（7）盆腔子宫内膜异位症：进行盆腔腹膜病灶电凝或切除，剥除卵巢子宫内膜异位囊肿，分离粘连、深部浸润型子宫内膜异位症病灶切除手术等。

（8）输卵管、卵巢囊肿或盆腔脓肿：可在腹腔镜下行输卵管、卵巢囊肿或盆腔脓肿切开引流、开窗或切除术，以增加抗生素疗效，缩短应用抗生素的时间及减少盆腔粘连。

（9）早期子宫内膜癌和早期宫颈癌：可在腹腔镜下行筋膜外全子宫切除术或广泛全子宫切除术、保留子宫的宫颈根治手术及腹主动脉旁、盆腔淋巴结切除手术。

（10）生殖道畸形：明确诊断后行有功能内膜的残角子宫切除、人工阴道成形术等手术治疗。

（11）计划生育：节育环外游取出、子宫穿孔创面修补、绝育术、绝育术后输卵管复通治疗（输卵管端端吻合手术）。

（12）盆底功能障碍与妇科泌尿手术：子宫骶韧带折叠术、子宫骶骨固定术、阴道骶骨固定术、骶棘韧带固定术、阴道旁侧修补术、耻骨后膀胱尿道悬吊术或 Burch 手术。

（13）剖宫产憩室修补手术。

（三）在泌尿外科领域中的应用

目前腹腔镜技术已经几乎覆盖了绝大部分传统开放手术的范围。

1．上尿路（肾、输尿管、肾上腺等）手术

肾囊肿开窗去顶、单纯/根治性肾切除术、肾输尿管全长切除术、肾部分切除术、肾盂成形术、肾盂切开取石术、肾上腺全部/部分切除术、输尿管部分切除端端吻合术、输尿管切开取石术等。肾上腺位置较深，较大的嗜铬细胞瘤通常血运丰富，在进行传统开放手术时为充分暴露术野通常需要较大切口，甚至通过胸腔进行手术，腹腔镜手术的开展发挥了视野显露清晰、操作精细等优点，明显减小了手术的创伤、减少了出血，患者术后恢复时间明显缩短，腹腔镜手术甚至被认为是肾上腺手术的“金标准”。

2．下尿路手术

输尿管膀胱吻合术、膀胱部分切除术、根治性膀胱切除术+尿流改道（回肠导管或回肠原位膀胱）术+盆腔淋巴结清扫术、膀胱扩大术、根治性前列腺切除术等；随着手术器械和技术的发展，回肠原位膀胱术等以前必须通过开腹进行的手术现在也可以实现完全的腹腔镜下操作。腹腔镜手术技术的应用也覆盖了对男性生殖系统病变的治疗，如隐睾切除、隐睾下降固定、睾丸癌的腹膜后淋巴结清扫术、阴茎癌的腹股沟淋巴结清扫术、精索静脉高位结扎术等。

目前腹腔镜技术已经可以应用于绝大部分泌尿外科手术，在我国的普及程度也越来越高，机器人辅助的腹腔镜手术也已经逐渐开展并成熟，相信随着我国医疗水平的发展，腹腔镜技术在泌尿外科领域的发展一定会越来越好。

二、诊断性腹腔镜探查的注意事项

（一）盆腔检查

可调整患者体位为头低足高位，让游离度较好的肠管通过重力远离检查区域；妇科手术可采用举宫器将子宫抬起便于检查直肠子宫陷凹；术中可以使用带针缝合线将子宫或男性的膀胱悬吊，帮助显露术野。

（二）上腹部检查

应当调整患者体位为头高足低位，根据不同手术区域调整为左侧高或右侧高，对于食管胃结合部手术，肝脏拉钩或悬吊法有助于进一步显露食管胃结合部。

（三）小肠探查

全小肠探查比较复杂，可以从空肠起点（Treitz 韧带，图 5-1）开始顺行探查，也可以从终点（回盲部，图 5-2）逆行探查。由于小肠遍布全腹腔，在探查过程中可能需要变换术者及腹腔镜位置，以便探查。

（四）粘连松解

粘连松解的过程不仅是为了进行更全面地检查，也是治疗的一部分。用辅助无创抓钳适当牵拉，使用能量设备（电刀或超声刀）进行分离，强烈建议使用腹腔镜器械进行锐性分离，减少副损伤的风险。

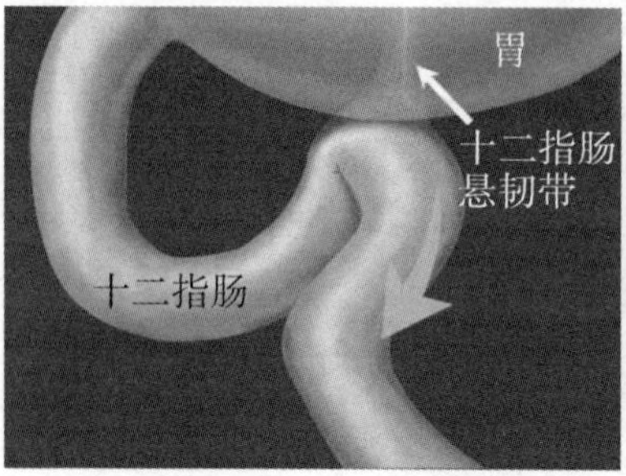

图 5-1　顺行探查小肠

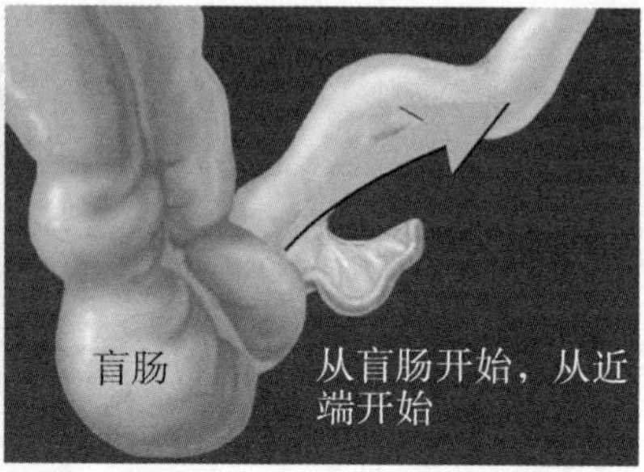

图 5-2　逆行探查小肠

三、活检

活检的分类包括细针穿刺术（fine-needle aspiration，图 5-3）、粗针穿刺活检（core biopsy，图 5-4）、活检钳（biopsy forceps）活检、切取活检（wedge biopsy）。各种活检的优缺点见表 5-1。

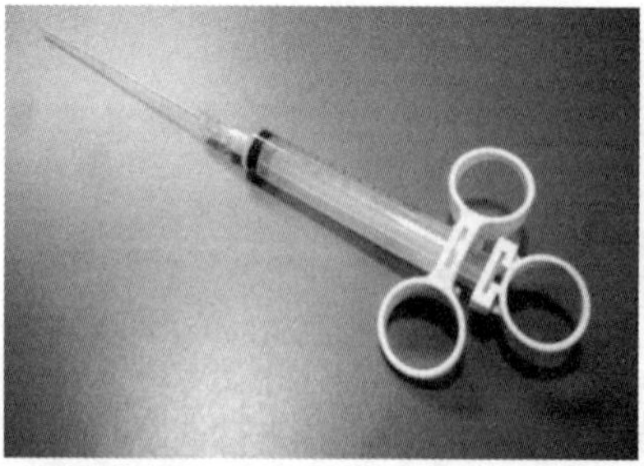

图 5-3　细针（20～25 号）

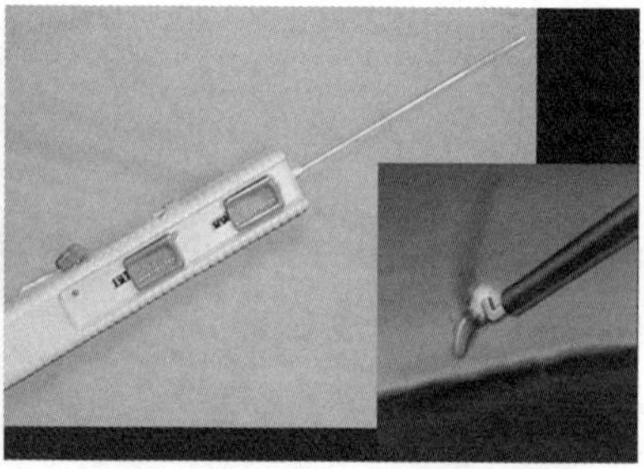

图 5-4　粗针（14～18 号）

表 5-1 各种活检技术的简要介绍及优缺点

	简介	优点	缺点
细针穿刺活检	超声引导下找到合适部位，以细针（20～25号）对病灶进行穿刺活检送病理	费用低廉，有利于肿物早期活检，创伤小，出血穿孔可能性小	组织量小，病理结果假阴性率相对高，易漏诊、诊断不足
粗针穿刺活检	超声引导下找到合适部位，以粗针（14～18号）对病灶进行穿刺活检送病理	穿刺组织条较粗、较完整，病理诊断相对容易且诊断符合率高	相比细针穿刺，操作难度大，并发症的发生率较高，对穿刺路径中的正常组织的损伤风险大
活检钳活检/切取活检	直视下用活检钳、剪刀、能量设备等进行病变组织的部分活检	操作简单，准确率较高	损伤大，可能增加出血或穿孔风险，可能造成肿瘤的播散种植
病变切除活检	首选标准方法，切除病变组织器官（淋巴结、阑尾、附件等）送病理组织学检查	最具准确性，具有不可替代的优势，避免播散种植	手术相对复杂，可能造成病变组织周围的副损伤，对较小肿物及位置较深的病灶操作困难

四、止血处理

（一）腹腔镜下出血的处理原则

1．保持腹腔镜镜头洁净，保证术野清晰。

2．出血部位压迫止血。

3．尝试用无创抓钳钳夹出血部位止血。

4．必要时增加穿刺套管数量。

（5）扩大游离以更好地暴露。

（二）常见的止血方法

1．电凝止血

使用单极电凝设备可以对一些小血管的渗血起到止血效果，但不适用于大血管止血。单极电凝止血是用可以直接连接单极电刀连接线的设备（电钩、电铲、电凝棒、电凝吸引设备或分离钳等）进行直接电凝（图 5-5）或夹闭电凝（图 5-6），产生凝结止血效果。在没有单极电刀连接线的情况下，用分离钳夹住出血的部位，用普通单极电刀触碰分离钳的连接头并激活，同样可以达到电凝止血的效果。

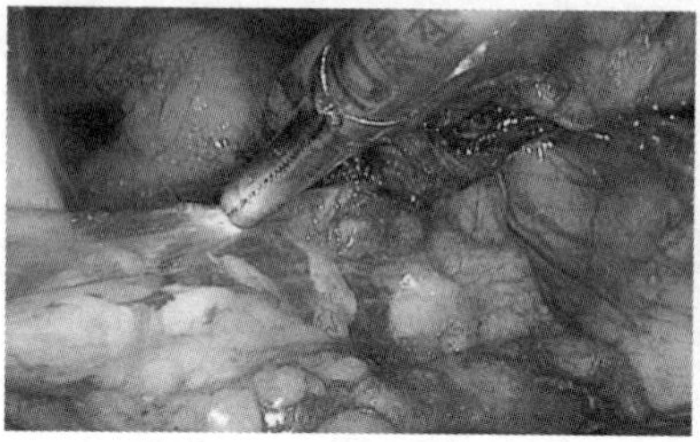

图 5-5　直接电凝止血

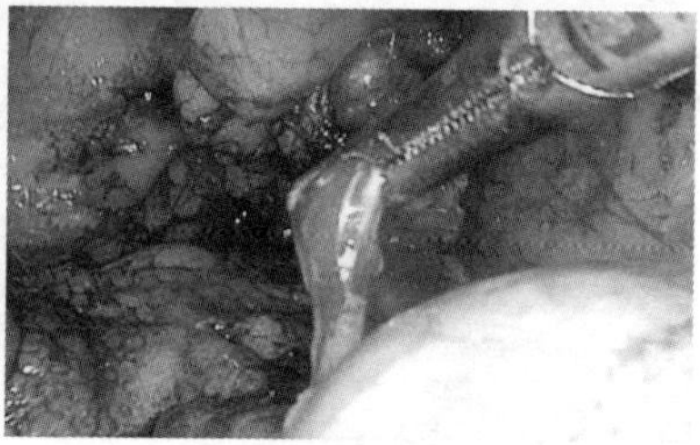

图 5-6　夹闭电凝止血

2．超声刀止血

超声刀的使用大大提高了外科手术的工作效率，超声刀的刀头通过 55 500 Hz/s 的前后振动产生机械能，可以将组织的氢键打断，导致组织变性，可以对 5 mm 及以下的血管进行直接凝闭。使用超声刀进行切割、分离、止血是目前外科手术的主要部分（图 5-7、图 5-8）。

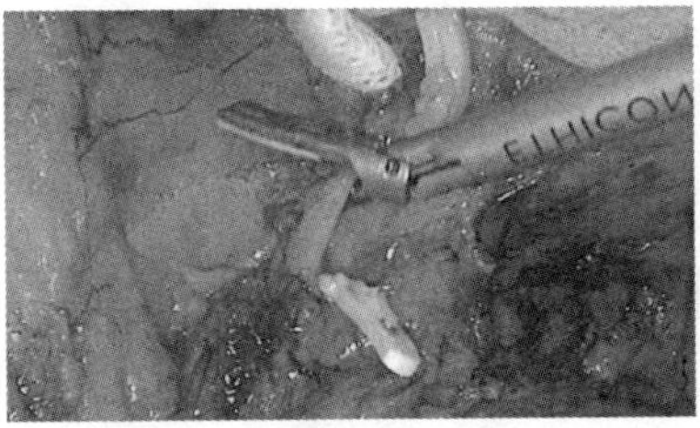
图 5-7 超声刀分离血管

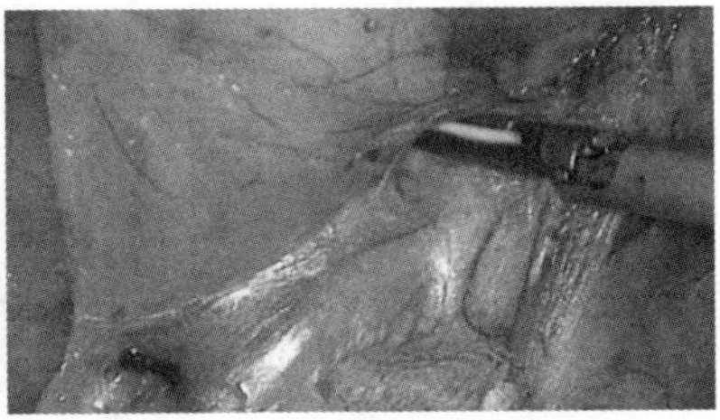
图 5-8 超声刀推移显露解剖层面

3．血管夹夹闭止血

使用各种血管夹进行夹闭止血，适用于比较大的血管止血。临床比较常用的有 Hemolok 夹（夹子尖端有锁扣，夹闭牢靠，比较适合分离完全的血管，缺点是不容易拆除，需要根据血管的直径选择合适的夹子和施夹钳，图 5-9、图 5-10）、可吸收夹（夹子可以吸收，可减少异物造成的腹腔粘连，价格较为昂贵）、钛夹（使用轻便，价格便宜，但有脱落的风险，多用于远心端血管或其他管状结构的夹闭）。

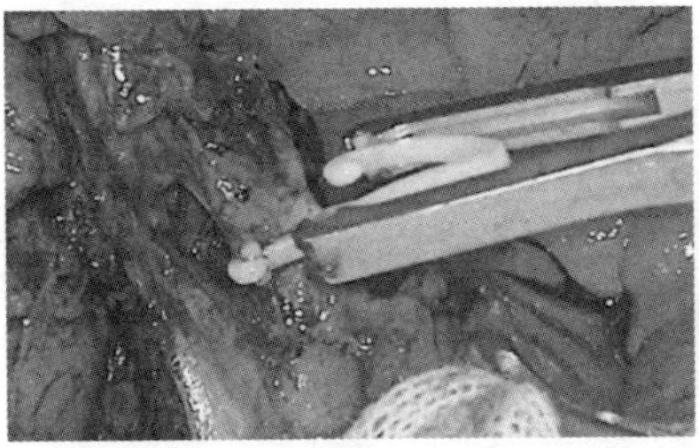
图 5-9 Hemolok 夹夹闭血管

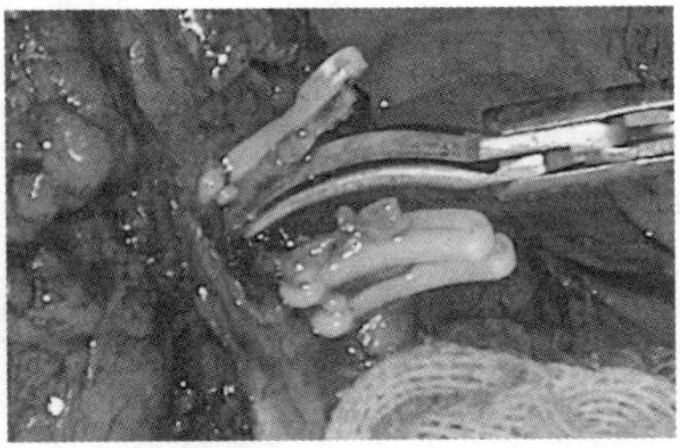
图 5-10 Hemolok 夹夹闭后剪断

4．缝合止血

使用合适的带针缝合线对出血部位进行缝扎止血，类似于开腹手术，推荐对血管的缝合止血采用“Prolene”滑线进行缝扎止血。

5．止血纱布的应用

适用于创面渗血的止血，如手术创面、实质脏器（肝脏、脾脏、胰腺、肾脏等）创面。使用止血纱布放置于出血部位，表面再用医用纱布（腔镜纱布）适当加压，即可达到止血的目的。

第六章

腹腔镜基本技术模拟训练

一、钉板移物训练

钉板移物训练

【器械准备】 移物板和 2 把抓钳。

【目的】 提高双手灵活性和视觉空间感觉。

【步骤】 左侧抓钳从移物板左侧抓起物体，将物体交于右手抓钳，放在移物板右侧；6 个物体都完成后，再将物体移回左侧。

【说明】 ①不必考虑物体的颜色及顺序；②如果物体掉落在视野范围内，用抓钳拾起继续；如果物体掉落于视野外，不能拾起，继续下一个。

【计时】 从第一个物体被抓起时计时开始，最后一个物体被移回时计时结束。

二、特定形状裁剪训练

特定形状裁剪训练

【器械准备】 纱布、1 把抓钳和 1 把腹腔镜剪刀。

【目的】 提高使用剪刀的准确性，适当应用牵引力。

【步骤】 左侧抓钳抓住纱布，用剪刀从纱布外周开始剪，尽可能沿黑色圆圈将纱布剪下。

【说明】 操作中可以左右手互换。

【计时】 抓钳抓住纱布计时开始，将纱布沿黑色圆圈剪下，计时结束。

内镜套扎线圈训练

三、内镜套扎线圈训练

【器械准备】 套索和有锁抓钳。

【目的】 正确并准确地在管状物体上应用套索。

【步骤】 将套索套入中间附肢，用抓钳抓住附肢并锁死，在套索外侧端沿红线折断，将套结推入并沿附肢上的黑线收紧套索，用剪刀剪断套索。

【说明】 操作套索可以使用双手。

【计时】 抓钳和套索出现在视野内时计时开始，用剪刀剪断套索，计时结束。

腹腔镜缝合、腔外推结法训练

四、腹腔镜缝合、腔外推结法训练

【器械准备】 Penrose 引流管、两把持针器（针持）、带针缝合线（120 cm）、推结器和剪刀。

【目的】 在指定位置缝合并应用体外推结技术完成缝扎。

【步骤】 用针持在距针 1 cm 处抓住缝线，将缝线置入，双手器械出现在视野内，计时开始。对侧针持抓住针尖调整方向，沿标记点垂直入针，用同侧穿刺器取出缝线，体外打结，推结器将结推入，完成 3 个结后，用剪刀剪断缝线。

【说明】 用对侧针持形成“支点”协助取出缝线，防止将 Penrose 引流管拉脱。

【计时】 双手器械出现在视野内时计时开始，缝线剪断时计时结束。

五、腹腔镜内缝合打结训练

腹腔镜内缝合打结训练

【器械准备】 Penrose 引流管、两把针持、带针缝合线（15 cm）和剪刀。

【目的】 在指定位置缝合并应用体内打结技术完成缝扎。

【步骤】 用针持在距针 1 cm 处抓住缝线，将缝线置入，对侧针持抓住针尖调整方向，沿标记点垂直入针，体内打结，第一个结必须是外科结，完成 3 个结后，剪断缝线。

【说明】 打结时使缝线形成 C 形环（C-loop），完成外科结后可以将缝线换至对侧针持，打第二个结。

【计时】 双手器械出现在视野内时计时开始，缝线剪断时计时结束。

第七章

腹腔镜基本技术模拟考核与评价

一、基础知识考核

以腹腔镜基础知识内容为主的多项选择题 25 道，答对 15 道题（60%）为及格，答对 20 道题（80%）为优秀。

二、腹腔镜基础操作考核

（一）钉板移物训练

【目标】 90 秒内完成，没有物体掉落。

【技巧】 演示如何把持腹腔镜器械，须用食指旋转控制腹腔镜尖端方向。操作时保持抓钳尖端向下，注意传递时在视野的中央区域进行传递操作。一把抓钳释放物体的同时，另外一把抓钳应当准备抓起下一个物体以提高传递速度。

【记录】 操作时间（秒），掉出视野物体数量（个）。

（二）特定形状裁剪训练

【目标】 75 秒内完成。

【技巧】 强调牵拉力和反牵拉力在剪刀使用时的重要作用。使用剪刀裁剪过程中，学员经常忽视抓钳的应用，应当提供一定的拉力使纱布有一定的张力，并且随着圆圈图形的裁剪须调整牵拉的方向和剪刀尖端的方向。

【记录】 操作时间（秒），偏离黑线部分的面积（36 mm^2）。

（三）内镜套扎线圈训练

【目标】 75 秒内完成。

【技巧】 推杆的时候应当用食指，学员初次训练时常用拇指进行推结。

【记录】 操作时间（秒），结扎线圈偏离黑线距离（mm）。

（四）腹腔镜缝合、腔外推结法训练

【目标】 180 秒内完成。

【技巧】 缝合时注意使缝线顺利通过缝合点，同时左手持针器形成“轴”，避免牵拉组织。打结时可以将其中一端缝线在左手末节绕线，这样可以容易保持两根缝线拉紧。推结时，右手握住推线杆的末端，避免中途换手，有时候中途推线杆离开线结，很难继续推结。

【记录】 操作时间（秒），进针点和出针点偏离黑点距离之和（mm），穿孔是否缝合严密（是：0；否：1），线结是否牢靠（是：0；否：1）。

（五）腹腔镜内缝合打结训练

【目标】 180 秒内完成。

【技巧】 操作时注意在屏幕的中央区域操作，动作尽量要小。打第一个结时注意只拉带有缝针的缝线端，这样是为了保持线尾的长度。打结时注意持针器与缝线的方向。

【记录】 操作时间（秒），进针点和出针点偏离黑点距离之和（mm），穿孔是否缝合严密（是：0；否：1），线结是否牢靠（是：0；否：1）。